W0048349

Albert Zeyer
Das Geheimnis der Hundertjährigen

Albert Zeyer

Das Geheimnis
der Hundertjährigen

*Die moderne Physik entdeckt für die Medizin
das Lebenselixier des Menschen*

Kreuz

Inhalt

Einleitung

Als ich ungefähr 14 Jahre alt war, schenkten mir meine Eltern das damals Aufsehen erregende Buch »Zufall und Notwendigkeit« von Jacques Monod.[1] Ich erinnere mich gut, wie mich besonders eine kleine Portraitphotographie des Autors faszinierte, welche sich am linken oberen Rand des Einbandes fand. Darauf war nur der Kopf des Autors zu sehen, aber das Bild strahlte für mich eine magnetische Überlegenheit aus, die mich einerseits abstieß und der ich mich andererseits doch nicht entziehen konnte.

Betrachte ich diese Photographie heute, so kann ich sie in meinem Kopf mühelos zum Inbegriff des Karrieremanns der sechziger Jahre ergänzen. Der perfekte Haarschnitt mit den nach hinten gekämmten Haaren läßt eine hohe Stirn frei, die durch schön geschwungene Augenbrauen in eine markante, gut geformte Nase mündet. Unter den etwas gesenkten Lidern vermutet man intelligente Augen, die durch den aufsteigenden Rauch aus der gekonnt beiläufig im Mundwinkel hängenden Zigarette gleichsam verschleiert werden. Die vollen Lippen, das unnachahmliche, kaum merkliche arrogant-ironische Lächeln: zweifellos ein schöner Mann. Der auf der Photographie eben noch sichtbare Kragen läßt sich zum weißen Hemd mit aufgekrempelten Ärmeln ergänzen. Darüber die Krawatte, korrekt und doch so lässig und scheinbar selbstverständlich getragen, wie wir es damals an den Männern in Cape Canaveral bewunderten, den Helden der sechziger Jahre, die uns soviel Vertrauen in ihre Fähigkeiten einflößten und deren betonte Souveränität sie nie verließ, selbst wenn es galt, den Countdown für den Start einer Mondrakete zu zählen.

Heute kann ich mich, wenn ich die besagte Photographie betrachte, eines gewissen Schauderns nicht erwehren. Was mir damals als Souveränität imponierte, erscheint mir heute als Ausdruck des Verharrens in der falschen Grandiosität einer überholten Männlichkeit, die im Grunde genommen nichts als Unfähigkeit zu echter Wärme und Menschlichkeit kompensiert. In der Tat: wie anders könnte man beschaffen sein, um ein Buch zu schreiben, in dem mit brillanter Sprache und zynischem Nihilismus die unerbittliche Konsequenz aus den genetischen Forschungen der sechziger Jahre gezogen wird, daß der Mensch nichts anderes als ein Zufallsprodukt eines kalten, die Karten immerzu neu mischenden Universums sei? Es sind genau diese Macher, die im Grunde ihres abgekühlten Herzens alles Lebendige hassen, weil es sie mit seiner Wärme, seiner Farbigkeit und seinem Geruch nach Geburt und Tod überfordert und bedroht. Was liegt da näher, als die Welt mit einer gigantischen, gnadenlosen Technologie zu überziehen, die unvermeidlich in einer Genetik gipfelt, welche vorgibt, auch die Geheimnisse des Lebens auf simple Mechanik reduzieren zu können!

Trotzdem war die Lektüre des Buchs »Zufall und Notwendigkeit« für mich ein wichtiger Meilenstein, indem sie mich zum erstenmal mit einem Prinzip vertraut machte, das mich seither begleitete und das nach wie vor eine große Faszination auf mich ausübt. Es handelt sich darum, Ergebnisse naturwissenschaftlicher Forschung zu grundsätzlichen Überlegungen auszuweiten und damit zu versuchen, einen Beitrag zum menschlichen Selbstverständnis und zum Verständnis der uns umgebenden Welt zu leisten. Es ist dies wahrhaftig eine zutiefst philosophische Bemühung. Auch das vorliegende Buch ist ihr verpflichtet.

Die Verheißung, verstehen zu lernen, was die Welt im Innersten zusammenhält, war es auch, die mich dazu bewog, Mathematik und Theoretische Physik zu studieren.

Relativitätstheorie, Quantenmechanik, Thermodynamik waren magische Namen für mich und gaben mir das Gefühl, mich mit der Quintessenz der Wirklichkeit zu befassen.

Noch heute fasziniert mich die Physik, und ich bin überzeugt, daß ihr Beitrag zum Verständnis der Welt ein wesentlicher ist. Gerade die Auseinandersetzung mit Figuren wie Jacques Monod und deren gesellschaftlicher Rolle ließ mich aber zunehmend kritische Fragen stellen. Wie war das nun also: War ich etwa selber auf dem besten Weg, zu einem dieser Macher zu werden, die »Erkenntnis« und »Erfolg« vor »Leben« und »Verantwortung« stellen?

Keine einfache Frage, aber eine essentielle! Die Auseinandersetzung mit ihr führte schließlich dazu, daß ich nach Abschluß meines Studiums erst einmal alle Brücken zur Wissenschaft kappte und mich um eine Stelle als Lehrer bewarb.

Für einige Jahre zog mich diese Tätigkeit ganz in ihren Bann. Ich mußte mich tatsächlich mit völlig anderen Fragen auseinandersetzen, als ich es gewohnt war. Abgesehen davon, daß der Umgang mit wissenschaftlichen Themen an einer Schule naturgemäß anders ist als an einer Hochschule, wurde ich sehr bald auch mit zahlreichen persönlichen Schicksalen von Schülern konfrontiert. Nicht wenige von ihnen, so merkte ich, trugen ein manchmal recht schweres Bündel an Sorgen und Nöten mit sich herum, von dem oft nicht einmal die nähere Umgebung etwas wußte.

Nun hatte ich also Verantwortung übernommen und war zur konkreten Hilfe aufgefordert! Viele der Probleme waren im weitesten Sinne medizinischer Natur. Oft vermißte ich eine entsprechende Ausbildung. Außerdem wurde mir bald die ungünstige Rolle bewußt, welche die Gesellschaft in solchen Situationen spielt. Nur zu oft verhindert sie eine Entwirrung der Situation, und man muß machtlos zusehen, wie gesellschaftliche Faktoren, zu denen man höchstens ein schwaches Gegengewicht bilden kann, den unvermeidlichen Lauf der Dinge bestimmen. Gerade im Umgang mit Adoleszenten, und meine Schüler befanden sich in dieser Lebensphase, werden die Lebenskonzepte besonders deutlich, welche die Welt der Erwachsenen anzubieten hat. Warum sind sie oftmals so perspektivenlos, fatalistisch und freudlos? Warum ist unsere Lebensweise so stark von Sucht und Konsum geprägt? Gibt es überhaupt ein Lebenskonzept, das Lebenslust und Verantwortlichkeit sich selber und der Umwelt gegenüber unter einen Hut bringt? Ich entschloß mich, Medizin zu studieren, ohne zunächst zu wissen, ob dies ein Schritt zur Beantwortung meiner Fragen sein würde.

Es gibt wohl kein anderes Studium, das so breit angelegt ist wie jenes der Medizin. Ein überwältigendes Puzzle von Fakten und Theorien sollte sich in den folgenden Jahren vor mir ausbreiten. In dessen Brennpunkt, darin unterschied sich das Medizinstudium sehr von meinem ersten Studium, stand immer der Mensch. Ob es nun die rein naturwissenschaftlichen oder die sogenannten klinischen Fächer waren, alle zeigten sie die unendlich vielen Facetten seines Körpers, seines Geistes, seiner Psyche.

Tatsächlich merkte ich schon bald, daß die Suche nach Antworten in der Medizin keineswegs so hoffnungslos war. Es gab sogar recht viele! Nur waren sie offenbar bisher noch nicht bis in das gesellschaftliche Bewußtsein vorgedrungen, und auch in der Medizin selber hatten sie nicht den Stellenwert, den ich eigentlich erwartet hätte. Dies war um so erstaunlicher, als viele dieser Antworten nicht etwa von Außenseitern der Wissenschaft stammten, sondern im Gegenteil von anerkannten Forschern unseres Jahrhunderts.

Viele dieser Lösungsansätze waren irgendwie verwandt miteinander. Immer wieder dachte ich darüber nach, und allmählich entdeckte ich etwas ganz Erstaunliches. Die gemeinsamen Aussagen, die sich da Schritt für Schritt herausschälten, gemahnten mich nämlich außerordentlich an die moderne physikalische Theorie der Selbstorganisation. Mehr noch, es zeigte sich bald, daß diese Theorie einen konsistenten Zusammenhang lieferte, in dem sich die vielen verschiedenen Aussagen zu einem stimmigen und gut begründeten Lebenskonzept zusammenfügen ließen, das genau dem entsprach, was ich schon lange gesucht hatte. Besonders spannend an dieser Entdeckung war, daß sich sofort eine Fülle von praktischen Konsequenzen für die verschiedensten Bereiche des menschlichen Lebens daraus ableiten ließ. Ich erahnte den Schlüssel zu einem vitalen und ganzheitlichen Lebensgefühl, das wunderschön und berührend in einem Text von Jens Peter Jacobsen wiedergegeben wird: »Der Mensch, der im Sommerregen steht und singt« ist für mich zum Symbol geworden und hat dem letzten Kapitel dieses Buches den Titel gegeben.

1. Die Angst vor der schiefen Ebene

Konventionelle Präventivmedizin

Sir Winston Churchill war ein großer Mann und zuweilen auch ein einfaches Gemüt (was sich nicht immer ausschließt). Auf die Frage nach seiner erstaunlichen Gesundheit mit bald achtzig Jahren soll er bekanntlich die Antwort gegeben haben: »No sports, cigars!« Abgesehen davon, daß er damit ganzen Generationen eine willkommene Absolution für ihr Verhalten lieferte, spiegelt vor allem der erste Teil seiner Antwort durchaus zeitgenössisches Denken wider. Noch unsere Großeltern waren der festen Überzeugung, daß, wer ein langes Leben wolle, sich entsprechend schonen müsse. Diese Haltung ist derart fest verwurzelt, daß man auch heute noch allenthalben Ausläufer davon feststellen kann.

So wird zum Beispiel der kleine (und noch immer maßlos unterschätzte) Zweig der modernen Medizin, der sich mit der Pflege der Gesundheit beschäftigt, als Präventivmedizin bezeichnet. Diese Begriffsbildung weist auf eine zutiefst defensive Grundeinstellung hin. Sie umschreibt eine bewahrende und vorbeugende Medizin, die vorwiegend danach trachtet, den Körper so gut als möglich vor schädlichen äußeren Einflüssen zu bewahren und dem Menschen damit zu einem möglichst langen und krankheitsfreien Leben zu verhelfen.

Zum Teil erklärt sich diese Einstellung aus der geschichtlichen Entwicklung. »Was immer an präventiven Strategien bis zur Mitte unseres Jahrhunderts von der Medizin entwickelt wurde, bezog sich auf eine Prävention, welche vor allem die neuen Einsichten in das Wesen der ansteckenden Krankheiten zur Anwendung brachte. In der Folge der Entdeckung der Krankheitserreger einerseits und der Erfahrung der Ärzte mit Krankheiten andererseits entstand die Hygiene, die als medizinisches Fach die Kenntnisse zu verbreiten hatte, welchen falschen Lebensgewohnheiten auf der einen und welchen Einflüssen von außen auf der anderen Seite Krankheiten zu verdanken waren. Diese Hygiene befaßte sich aber ausschließlich mit der Verhütung physiko-chemisch verursachter, vorwiegend akuter Krankheiten.«[2] Neben jenem der Hygiene entstand schon um die Jahrhundertwende ein zweites Konzept der Krankheitsentstehung, das auf der Vorstellung sozialer Krankheitsursachen fußte und mit dem damals neuen Instrument der Epidemiologie chronischer Erkrankungen arbeitete.[3] Der ominöse Begriff des »Risikofaktors« entstand. Schädliche Verhaltensweisen wie Luxuskonsum, Drogensucht, Rauchen und Streß waren leicht als Risikofaktoren identifizierbar. Früherkennung und Verhaltensänderung wurden zu den neuen Schlagworten der Prävention.

Präventivmedizin als Kind der Hygiene, mit den strategischen Methoden der Früherkennung und Verhaltensänderung – dieses Konzept prägt noch heute die einschlägige Literatur. Als Beispiel dafür sei die Broschüre »Targets for health for all«[4], also »Ziele für die Gesundheit aller«, der Weltgesundheitsorganisation WHO genannt. Die Ziele sind dabei in große Untergruppen gegliedert, die wie Überschriften zum bisher Gesagten anmuten: gesunder Lebensstil, gesunde Umwelt, angemessene Pflege. Ganz entsprechend sieht das sogenannte Konzept 86 der Schweizerischen Gesellschaft für Sozial- und Präventivmedizin aus. Als weitere aufgeführte Ziele der Gesundheitsförderung seien genannt: Reduktion von Unfällen und Verletzungen, Schutz vor Infektionskrankheiten, Reduktion der Selbstmorde. Illustrativ ist in diesem Zusammenhang die vorgeschlagene Prävention für Herzinfarkte und Hirnschläge. Sie konzentriert sich auf die Bekämpfung des Rauchens, der hohen Blutfettwerte und des Übergewichts und deckt damit die bekannten Risikofaktoren ab. Analog ist das Vorgehen im Zusammenhang mit Krebs, wo für weniger Rauchen, Verminderung der krebserregenden Stoffe und Früherfassung plädiert wird. Man trifft immer wieder auf die klassische Trias: vermeiden, schützen, früherkennen. Dieselben Gesichtspunkte findet man auch in Lehrbüchern[5] wieder. Von Schutzimpfungen, Prävention am Arbeitsplatz, primärer und sekundärer Prophylaxe des Krebses ist hier die Rede. Die Vorbeugung der Herz- und Kreislauferkrankungen umfaßt auch hier vor allem die Pflege der Herzkranzgefäße und die Verhinderung von Bluthochdruck, von Arteriosklerose und von Krampfadern. Weiter werden die Prophylaxe des Kropfes, der Zahnerkrankungen, die Unfallverhütung und die Verhütung von Selbstmord besprochen.

Diese Konzepte sollen nicht etwa in Frage gestellt werden. Sie sind wertvoll, richtig und durch breit angelegte Untersuchungen abgestützt. Hier dienen sie aber zur Illustration der erwähnten defensiven Grundhaltung, die um den Begriff des Risikofaktors herum aufgebaut ist. Die Umgebung des Menschen spielt hier in erster Linie eine potentiell gefährliche Rolle. Ohne die Berücksichtigung entsprechender Schutzmaßnahmen wird der Kontakt mit ihr zur Bedrohung der Gesundheit, der Integrität des Körpers. Eine ausgesprochene Vermeidungshaltung wird propagiert. Gesund sein bedeutet vor allem, die anfänglich verliehene Gesundheit möglichst lange zu bewahren, indem man Schäden im Kontakt mit der Außenwelt so gering wie möglich hält.

Altern als Schicksal

Schlägt man in einem der führenden Lehrbücher der Physiologie[6] nach, so wird das Altern folgendermaßen definiert: »Es ist ein Zustand eingeschränkter Angepaßt-

16

heit an die psychischen und physischen Beanspruchungen des Lebens, der für den letzten Lebensabschnitt charakteristisch ist. Der Begriff Alter läßt sich strenggenommen nur auf Menschen, auf ihm nahestehende Primaten und auf soziale Organismen anwenden, bei denen es hinreichend lange Lebensabschnitte nach der Einstellung der Zeugungsaktivität gibt. Das Alter beginnt also mit dem Erlöschen der Zeugungsaktivität und wird mit dem Tod des Organismus abgeschlossen.« Eine Definition, die schon im Hinblick auf die implizite und offenbar ganz selbstverständlich hingenommene Geschlechterasymmetrie bemerkenswert ist.

Weiter steht am selben Ort zu lesen, daß dem Alter physiologisch gesehen eine Abnahme der gesamten Leistungsfähigkeit des Organismus entspreche. Dementsprechend komme es zu bestimmten Veränderungen an den Organen des menschlichen Körpers. So nehme das Gesamtvolumen des aktiven Knochenmarkes merklich ab und werde durch Fett und Bindegewebe ersetzt. Die Bildung von roten Blutkörperchen werde geringer, aber auch die immunologische Kompetenz der weißen Blutkörperchen nehme ab. Die Muskelfasermasse des Herzens gehe zurück, und dessen Durchblutung werde durch die Arteriosklerose der Herzkranzgefäße gefährdet. Arteriosklerotische Veränderungen der Blutgefäße insgesamt führten zu Ernährungsstörungen verschiedenster Gewebe und würden zur Grundlage für viele Alterskrankheiten wie Thrombosen, Embolien, Schlaganfälle. Das Lungengewebe verliere an Elastizität, und der Magen-Darm-Trakt vermindere seine Leistung. Die Enzymaktivität in der Leber gehe deutlich zurück, die Filtrationsrate der Niere sei vermindert. Die Haut zeige Fleckenbildung, Runzeln und Schlaffheit. Die Haare würden weiß und schütter. Die Leistung des Gehörs nehme mit fortschreitendem Alter ab, und der Gesichtssinn könne in mannigfacher Weise beeinträchtigt werden. Keine dieser Veränderungen führe aber zum Tod, es seien die Krankheiten im Alter, welche dann dem Leben ein Ende setzten.

Eindrucksvoll an dieser Darstellung ist, wie sehr Altern als Schicksal begriffen wird. Als sei das Leben gewissermaßen eine schiefe Ebene, auf welcher der Mensch unaufhörlich in Richtung Tod gleitet. So heftig er sich auch wehren mag, sein Festkrallen am Leben führt höchstens zu einer Verlangsamung des unvermeidlichen Rutschprozesses. Diese Resignation und Gewißheit der trostlosen Unabänderlichkeit wird durch die Konzepte der Naturwissenschaft geflissentlich gefördert. Es gibt verschiedene Theorien zur Erklärung der Alterungsvorgänge, was implizit auch bedeutet, daß es eine endgültige Erklärung noch nicht gibt. Nach Thews[7] lassen sich im wesentlichen zwei Theorieklassen unterscheiden:

Die älteren, sogenannten epigenetischen Theorien sehen Strukturveränderungen von Zellen und Geweben als Ursachen des Alterns an. Sie denken dabei besonders an Verschleißerscheinungen oder Vergiftungen. Modernere Theorien derselben Grundhaltung führen Alterungsprozesse auf die Veränderung der Löslichkeit von Makromolekülen im Wasser zurück, wodurch die mechanische Belastbarkeit der Gewebe reduziert und verschiedene Zellfunktionen gestört werden.

Neuerdings wird die genetische Komponente des Alterungsprozesses mehr betont, weil eine Beteiligung des informationsübertragenden und -realisierenden Systems, d.h. unserer Erbanlagen, am Alterungsprozeß gefunden wurde. Allerdings stellt sich hier die berühmte Frage nach Huhn und Ei: Sind nun die DNS-Veränderungen die eigentliche Alterungsursache, oder sind sie nur Begleiterscheinungen?

Nach einer Theorie von Szilard[8] sollen Strahlenschäden das Altern und schließlich, wenn die Schäden größeres Ausmaß angenommen haben, den Tod herbeiführen. Diese Theorie ist aber sehr umstritten. Strahlung ist zwar wirklich ein Schädigungsfaktor für die genetischen Informationsträger. Aber auch zahlreiche andere, meist sehr viel energieärmere Einwirkungen, u.a. das Rauchen, können die genetische Substanz im Laufe des Lebens schädigen.

Realistischer schien die Fehlerkatastrophentheorie von Orgel[9], die einen Zusammenhang zwischen den genetischen und nichtgenetischen Ursachen des Alterns herstellt. Wenn schädigende Ursachen verschiedenster Art, so Orgel, zu einer Veränderung von Ribonukleinsäuren und damit zur Synthese falscher Proteine führen, welche ihrerseits zur Biosynthesekette gehören, so kumulierten sich die Fehler und es müßte beim Überschreiten einer gewissen Fehlergröße lawinenartig zu einer »Katastrophe« kommen. Diese Theorie mußte aber korrigiert werden, als sich im Experiment zeigte, daß das Auftreten von Fehlerlawinen durch einen selbstbegrenzenden Prozeß verhindert und ein stabil bleibender Fehlerspiegel erreicht wird.[10]

Auch die Zytologie liefert ihren Beitrag zum Versuch, Alterung und Tod zu verstehen.[11] Sie geht dabei vor allem von der Beobachtung aus, daß sich menschliche Zellen, die man in Zellkulturen untersucht, nicht öfter als etwa fünfzigmal teilen. Danach gehen sie zugrunde. Die Zeitbombe liegt gewissermaßen im Zellkern. Es scheint folglich jede Zelle eines höher entwickelten, mehrzelligen Organismus von Anbeginn an einen physiologischen Selbstzerstörungsmechanismus eingebaut zu haben.

Trotzdem bleibt es unklar, ob der physiologisch einprogrammierte Zelltod mit dem Tod des ganzen Organismus notwendig etwas zu tun hat. Tatsächlich ist es viel einfacher zu zeigen, daß er im Gegenteil das Überleben des Organismus ermöglicht. Bekanntlich scheinen sich Krebszellen ja gerade dadurch auszuzeichnen, daß ihre Lebenszeit und Teilungsfähigkeit nicht genetisch vorprogrammiert sind. Da sie also die selbstbegrenzende Zeitbombe nicht enthalten, werden sie zu unheilvollen, den Organismus zerstörenden Fremdkörpern.

Allen diesen Erklärungsversuchen ist gemeinsam, daß sie auf Spekulationen beruhen. Sie stehen auf mehr oder weniger gefestigtem Boden wissenschaftlicher Erkenntnis, scheinen Teilaspekte der Wirklichkeit wiederzugeben und lassen sich in ihrem umfassenden Alleinanspruch auf die Wahrheit relativ leicht widerlegen. Sie in ihrer Bedeutung einzuordnen ist hier nicht die Frage. Wichtig ist in unserem Zusammenhang vielmehr, daß diese Theorien die weiter oben geschilderte Grundeinstellung gegenüber Alter und Tod zementieren. In einem gewissen Sinne sind sich die Theorien nämlich alle sehr ähnlich. Ihnen allen liegt die Vorstellung einer zwangsläufigen Abnützung zugrunde. Wo immer sie stattfindet, ob es sich um eine Veränderung von Membranen, um Verschleißerscheinungen an den Molekülen oder um Fehler bei der Replikation des genetischen Codes handelt, immer nützt sich der Organismus beim ständigen Gebrauch ab. In jedem Fall sind aktives Leben in einer natürlichen Umgebung und Altern die beiden Seiten ein und derselben Medaille, und der stete Niedergang ist unabänderliches Schicksal, angesichts dessen Unerbittlichkeit nur die blanke Resignation bleibt.

In Watte verpacken?

Es gibt also ein Paradigma der konventionellen Präventivmedizin, d.h. eine bestimmte Sichtweise jenes Teils der Wirklichkeit, der durch die Eckpfeiler »Gesundheit« und

20

»Krankheit«, »Geburt« und »Tod« abgesteckt wird. Danach kommt der Mensch (im Idealfall) mit einem optimal funktionierenden Körper auf die Welt. Durch die Strapazen des Lebens, ja eigentlich durch das Leben selber, wird dieser nun zunehmend abgenutzt, was unvermeidlich zu Altersgebrechen führt und schließlich mit dem Tod endet. Dieser Prozeß kann durch geeignete Maßnahmen verlangsamt werden, indem hygienische Grundsätze beachtet und Risikofaktoren möglichst vermieden werden. Er kann aber, das liegt im Wesen der Sache, niemals zum Stillstand gebracht werden. »Der Kampf ums Dasein«, wie es im Untertitel eines vormals bekannten Gesundheitsbuches, dem »Vorposten der Gesundheitspflege« eines Doktor Sonderegger[12] so schön heißt, geht letztlich immer verloren.

Die Zeit an sich wird damit zu einer existentiellen Bedrohung. Wie sehr sie unsere ganze Kultur in Atem hält, mag ein Ausschnitt aus den bekannten Reden des Südsee-Häuptlings Tuiavii aus Tiavea[13] besonders deutlich machen: »Weil jeder Papalagi besessen ist von der Angst vor der Zeit, weiß er auch ganz genau, und nicht nur jeder Mann, sondern auch jede Frau und jedes Kind, wie viele Mond- und Sonnenaufgänge verronnen sind, seit er selber zum ersten Mal das große Licht erblickte. Ja diese Zeit spielt eine so ernsthafte Rolle, daß es in gewissen gleichen Zeitabständen gefeiert wird mit Blumen und Essensgelagen. Wie oft habe ich verspürt, wie man sich schämen zu müssen glaubte, wenn man mich fragte, wie alt ich sei, und ich lachte und es nicht wußte. ›Du mußt doch wissen, wie alt du bist.‹ Ich schwieg und dachte: ›Es ist besser, wenn ich es nicht weiß.‹ Wie alt sein heißt: wie viele Monde gelebt haben. Dieses Zählen und Nachforschen ist voller Gefahr, denn dabei ist erkannt worden, wie viele Monde das Leben der meisten Menschen dauert. Ein jeder paßt nun ganz genau auf, und wenn recht viele Monde herum sind, sagt er: ›Nun muß ich bald sterben.‹ Er hat keine Freude mehr und stirbt auch wirklich bald.«

Natürlich sterben auch Südsee-Insulaner. Trotzdem ist dieser Text ein eindrucksvoller Kontrast zu dem gigantischen Verdrängungsprozeß, der sich unserer eigenen Kultur bemächtigt hat. Altern wird zu einem Vorgang, dem man mit allen möglichen und unmöglichen Mitteln zu entkommen sucht, während man gleichzeitig die Gewißheit in sich trägt, daß alle Anstrengungen letztlich nutzlos bleiben.

Das Altern wurde damit auch zum übermächtigen Feind der konventionellen Präventivmedizin. Was hatte sie schon anzubieten? Gutgemeinte Aufklärungsaktionen vielleicht, Warnungen, Aufmunterung zu gesundem Verhalten, um den unbarmherzigen Lauf der Dinge etwas hinauszuzögern. Es war die undankbare Aufgabe eines von vornherein zur Niederlage verurteilten Verlierers. Daß sie mit einer derart defensiven Philosophie nie die Kraft haben konnte, über ihren Status als leider oftmals belächeltes Randfach hinauszuwachsen, muß nicht eigens betont werden. Ihre eigene Sicht der Dinge, ihr eigenes Paradigma, lähmte sie, machte sie stumpf und unattraktiv. Am besten gar nicht leben, sich statt dessen in Watte verpacken und die feindliche Welt im Winterschlaf überdauern! Das war der theoretisch beste Rat, den sie abgeben konnte.

2. Nicht schonen – belasten!

Das Geheimnis der Hundertjährigen

»Als Ripsime Arshakuni vor einem halben Jahr ihren 120. Geburtstag feierte, bekam sie von ihrem 82jährigen Enkel einen riesigen Strauß Nelken, eine Nelke für jedes Lebensjahr. Die Greisin lebt bei guter Gesundheit in einem armenischen Bergdorf. Sie versorgt selbst ihren Haushalt und kümmert sich auch um Enkel und Urenkel. [...] Sie gab zu Protokoll, daß sie niemals Fleisch esse, nie ihren Lebensrhythmus ändere und nie faulenze. Untersuchungen sowjetischer Wissenschaftler haben ergeben, daß sehr alte Menschen im Kaukasus sich häufig an der Grenze zur Unterernährung befinden. Knappes Essen, ständige körperliche Aktivität – ohne Streß – und ein Leben in sauberer Höhenluft: So sehen womöglich die idealen Bedingungen aus, um ein hohes Alter zu erreichen.« (H. Heer und M. Brauchbar)

Muß man sich wirklich in Watte packen, um das Leben möglichst unbeschädigt zu überstehen? Eine ganze Reihe von bedeutenden Erkenntnissen unseres Jahrhunderts sprechen eine ganz andere Sprache. Im folgenden möchte ich sie in aller Kürze darstellen. Es wird ein recht heterogenes Kapitel werden, weil die einzelnen Beiträge aus ganz unterschiedlichen wissenschaftlichen Bereichen stammen. Einerseits wird von neuen Erkenntnissen der medizinischen Forschung die Rede sein, von Studien, Statistiken und von gesicherten medizinischen Zusammenhängen. Andererseits wird zum Beispiel Bircher-Benner zitiert werden, welcher lange Zeit abseits vom Hauptstrom medizinischer Denkweise arbeitete, ja von der etablierten Welt der Schulmedizin lange heftig bekämpft wurde, bevor seiner Methode zögerlich und über den Umweg einer begeisterten Allgemeinheit Einlaß in die medizinische Therapie gewährt wurde. Auch Sigmund Freud, der Schöpfer der Psychoanalyse, war ein

Außenseiter, bevor seine Erkenntnisse über das Unbewußte des Menschen ihren Siegeszug um die Welt antraten. Ganz anders der renommierte Arzt und Naturwissenschaftler Selye, dessen Streßtheorie rasch zu einem allseitig bewunderten Grundkonzept der Psychosomatik geworden ist. Eine wichtige Rolle spielen auch die provokanten Thesen von Cube und Alshuth, die sich auf den Nobelpreisträger und Verhaltensforscher Konrad Lorenz berufen und sich damit einer kontroversen Aufnahme von vornherein sicher sein konnten.

All diesen Beiträgen zur Forschung, so unterschiedlich sie im einzelnen auch sein mögen, ist eines gemeinsam. Sie alle zeigen, daß Belastung durchaus nicht immer nur schädlich sein muß, sondern daß sie im Gegenteil eine wichtige Quelle der körperlichen und psychischen Gesundheit sein kann.

Wo die etwas schlagwortartige Überschrift dieses Kapitels ihre Grenzen hat, wird später noch präzisiert werden.

Gesundheit und körperliche Aktivität

»Die Wirkung einer allzu unthätigen Lebensart ist, daß sie die Kräfte der Muskeln verzehrt, und sie durch Entwöhnung außer Stand setzt, die Bewegung zu ertragen. Der Umlauf des Geblüts [...] wird im ganzen Körper schwächer. Die Wärme nimmt ab, die Säfte stocken und verderben [...] Es gibt auch nicht einen Teil des Leibes, den eine sitzende Lebensart nicht schwäche.« (S. A. Tissot, 1770)[14]

Es ist noch gar nicht so lange her, daß die »Fitneßwelle« von Amerika auf Europa überschwappte. Ihren Ursprung hat sie in einer Entwicklung, die mit den Ideen des Herzspezialisten W. Raab in den sechziger Jahren begann.[15] Er ging von der Beobachtung aus, daß Sportlerherzen langsam schlagen. Sie haben, wie man sagt, einen hohen Vagotonus. Als Gegensatz dazu prägte Raab den Begriff des »Faulenzerherzens« des Normalverbrauchers. Dieses wird bei jeder Anstrengung des Körpers durch den Sympathikus überaktiviert.[16] Vagus und Sympathikus sind die beiden gegensätzlich wirkenden Systeme des vegetativen Nervensystems, die durch ihr Zusammenspiel das Funktionieren der inneren Organe steuern. Aus Experimenten wußte Raab, daß eine Überaktivität des Sympathikus gesundheitliche Gefahren für das Herz in sich birgt. Was lag da näher als die Überlegung, daß der Vagotonus erhöht und die Aktivität des Sympathikus gesenkt werden muß.

Es waren also ganz einfache mechanische Überlegungen, die Raab auf die Idee des »physical exercise« brachten. Physiologische Mechanismen passen sich an Belastungen an, und vegetative Nerven und Hormone bewirken diese Adaptation. Die Nichtbelastung (wie sie das »Faulenzerherz« demonstriert) ruft auch keine Adaptationsbereitschaft hervor. Ein »Faulenzerherz«, so Raab, muß trainiert werden, dann schützt man es vor Erkrankungen. Er betonte die wichtige Rolle des Sports und propagierte eine »Trainingstherapie«.[17] In Amerika faßten die heute so modern anmutenden Ideen Raabs aufgrund des glücklichen Umstandes Fuß, daß unter dem damaligen Präsidenten J. F. Kennedy Sportlichkeit und körperliche Leistungsfähigkeit ein großes Prestige hatten, so daß sich hohe Politiker für die »Trainingstherapie« interessierten.

Wie immer gab es auch hier Kritiker. So wies der prominente Sportarzt Jokl[18] noch 1985 nachdrücklich darauf hin, daß auch körperliches Training nicht vor allen Krankheiten schütze, zum Beispiel nicht vor Infekten und Karzinomen, und es das Leben nicht unbedingt verlängere.

In den letzten Jahren häufen sich aber zunehmend Ergebnisse, welche gerade diese Aussagen in Frage stellen. Im folgenden seien einige davon aufgeführt. Die Zusammenstellung erhebt keinen Anspruch auf Vollständigkeit. Sie soll nur beispielhaft einen Eindruck von bestimmten Sachverhalten vermitteln, die sich immer deutlicher abzuzeichnen beginnen.

Man ist sich heute weitgehend einig, daß körperliche Bewegung für eine optimale Funktion des menschlichen Körpers von großer Bedeutung ist.[19] Zellen, Gewebe und Organe sind ausgesprochen plastisch und anpassungsfähig und werden durch körperliches Training in verschiedenster Hinsicht beeinflußt. Blutfettwerte, Blutdruck, Leberenzyme, Kupferstoffwechsel, Harnsäurespiegel, Lymphozytenzahl, Gerinnungsfaktoren – bald scheint es keinen medizinischen Parameter mehr zu geben, der diesem Einfluß nicht unterliegt. Regelmäßige körperliche Aktivität senkt das Risiko für Herz-Kreislauf-Erkrankungen, Krebserkrankungen, Entgleisungen des Stoffwechsels und Erkrankungen der Psyche. Vielleicht ist das Spektrum aber noch viel breiter. In der aktuellen Forschung mehren sich die Hinweise dazu ständig. Ob es sich um Menstruationsschmerzen oder eine Autoimmunerkrankung handelt, immer scheint sich körperliche Bewegung günstig auszuwirken.

Es gibt eine hübsche medizinische Studie, die den Lebensstil von mehr als fünftausend mormonischen Priestern und ihre Sterberate untersucht.[20] Das Ergebnis: Mormonenpriester, die drei Gesundheitspraktiken verfolgten (nicht rauchen, regelmäßige körperliche Aktivität und genug Schlaf), starben dreimal seltener an Krebs, siebenmal seltener an Herz-Kreislauf-Erkrankungen und insgesamt überhaupt fünfmal seltener während der beobachteten acht Jahre als eine vergleichbare Gruppe der Normalbevölkerung. Natürlich sind es hier drei Faktoren, die gemeinsam für dieses Ergebnis verantwortlich sind. Immerhin vermindert allein schon striktes Nichtrauchen das Risiko, an Lungenkrebs zu erkranken, um das Zwanzigfache. Wie erstaunlich aber die Wirkung körperlicher Aktivität für sich allein schon ist, sollen die folgenden Ausführungen zeigen.

Herz/Kreislauf

Die sogenannten Herzkranzarterien oder Koronararterien versorgen den Herzmuskel mit Blut und Sauerstoff. Ist diese Versorgung ungenügend, so spricht man von einer koronaren Herzkrankheit. Zugehörige Symptome sind u.a. Angina pectoris, Herzinfarkt und plötzlicher Herztod. Die koronare Herzkrankheit ist in der Ersten Welt die häufigste zum Tode führende Erkrankung.[21]

Zahlreiche gut angelegte Studien zeigen[22], daß körperlich passive Menschen ein mindestens doppelt so großes Risiko wie körperlich aktive Menschen aufweisen, eine koronare Herzkrankheit zu entwickeln. Dieser Zusammenhang ist vor allem für Männer mittleren Alters gesichert. Es gibt aber deutliche Hinweise, daß er für ältere Menschen bis 75 Jahre eher noch stärker ist. Körperliche Passivität ist also mit klassischen Risikofaktoren wie hohem Blutdruck, erhöhtem Cholesterin und Rauchen absolut vergleichbar. Gerade für Menschen mit diesen Risikofaktoren scheint übrigens der positive Effekt von körperlicher Aktivität besonders groß zu sein.

Die Rolle der körperlichen Aktivität im Zusammenhang mit dem Bluthochdruck wurde etwas weniger ausgiebig studiert. Zu hoher Blutdruck ist eine stille und damit besonders heimtückische Krankheit. Sie stört den Patienten in seinem Wohlbefinden lange nicht, ist aber ein potenter Risikofaktor u.a. für Herzkrankheiten, Arteriosklerose, Schlaganfälle und Nierenerkrankungen.

Es gibt verläßliche Arbeiten, die zeigen, daß körperlich inaktive Personen ein bis zu 50% erhöhtes Risiko aufweisen, einen zu hohen Blutdruck zu entwickeln. Dieser Zusammenhang scheint von anderen Risikofaktoren unabhängig zu sein. Bekannt ist diesbezüglich vor allem eine Studie an 17 000 Absolventen der Harvard University.[23] Unterdessen gibt es auch Arbeiten, die denselben Effekt für Frauen, besonders ältere Frauen, bestätigen. Es zeigt sich, daß der Blutdruck mit jeder Steigerung der körperlichen Aktivität sinkt und bei Menschen mit viel körperlicher Bewegung bis zu 20 mmHg niedriger ist als bei jenen mit sitzendem Lebensstil.[24]

Stoffwechsel

Die Kontrolle des Körpergewichtes ist sehr wichtig. Mit Fettleibigkeit gehen oft hoher Blutdruck, erhöhte Blutfettwerte, Diabetes, vermindertes psychisches Wohlbefinden und zahlreiche andere Störungen einher. Es gibt viele Studien, die den Zusammenhang zwischen körperlicher Aktivität und Gewichtskontrolle aufzeigen. Dabei scheint es nicht nur um den vermehrten Verbrauch von Kalorien, sondern auch um die Appetitzügelung zu gehen.[25] Daß körperliches Training den Hunger merkwürdigerweise nicht steigert, sondern sogar senkt, ist jedermann, der sich gerne und häufig bewegt, ein vertrautes Phänomen. Trotzdem ist es verblüffend, wie erfolgreich das sonst so mühsame und frustrierende Geschäft des Abnehmens sein kann, wenn Eßkontrolle mit sportlichen Aktivitäten kombiniert wird. Als Beispiel sei eine Studie[26] erwähnt, in der übergewichtige Frauen behandelt wurden. Nach 15 Monaten körperlichen Trainings, kombiniert mit fettarmer Kost, und anschließenden weiteren 14 Monaten regelmäßiger physischer Aktivität wurde ein »Fettverlust« von durchschnittlich 11 kg erzielt!

Derart massive Gewichtsverluste sind nicht nur sehr beeindruckend, sondern sie weisen auf etwas noch viel Wichtigeres hin, nämlich auf eine tiefgreifende Normalisierung des Stoffwechsels unter dem Einfluß von körperlicher Bewegung. Es gibt eine ganze Reihe von Untersuchungen, welche dies belegen.

Diabetes mellitus

Diabetes, die Zuckerkrankheit, ist nach wie vor ein schweres Leiden. Vor allem die Spätkomplikationen sind gefürchtet, die sich durch eine optimale Einstellung des Blutzuckers zwar wesentlich vermindern, selten aber ganz vermeiden lassen. Entscheidend scheint dabei die Toxizität, die Giftigkeit der Glukose zu sein[27], die durch den gestörten Insulinstoffwechsel nicht mehr aufgefangen werden kann und zu einer eigentlichen »Verzuckerung« und damit Schädigung von Proteinen führt. Betroffen sind vor allem die Blutgefäße, die Nerven und verschiedenste Organe wie die Augen, die Nieren, das Herz.

Insgesamt kann man es heute als erwiesen betrachten, daß körperliche Betätigung vor Altersdiabetes schützt.[28] So wurde zum Beispiel in einer bekannten Studie[29] unter anderem der Zusammenhang zwischen dem Neuauftreten von Typ-II-Diabetes und regelmäßiger körperlicher Aktivität bei fast 90 000 Frauen untersucht. Jene Frauen, die über ausgiebige körperliche Aktivität berichtet hatten, wiesen ein halb so großes Risiko auf, an diesem Diabetes-Typ zu erkranken, wie die bewegungsarmen Frauen des Testkollektivs. Ähnliche Ergebnisse finden sich auch in diversen anderen Studien, zum Teil auch an nichtwestlicher Bevölkerung. Man rechnet grob geschätzt damit, daß das Diabetesrisiko pro 500 kcal (entspricht raschem Gehen über 7,5 km), die wöchentlich verbrannt werden, um 6% vermindert wird. Dies gilt übrigens unabhängig von anderen bekannten Risikofaktoren des Typ-II-Diabetes wie fortgeschrittenem Alter, Übergewicht, hohem Blutdruck und Veranlagung.

Bewegungsapparat

Daß körperliche Aktivität die Skelettmuskulatur stärkt und erhält, ist wohl in der breiten Bevölkerung der mit Abstand bekannteste Effekt des körperlichen Trainings. Wesentlich weniger bekannt ist hingegen die positive Wirkung der körperlichen Aktivität auf den Knochenaufbau. Osteoporose, der diffuse Abbau von Knochenmasse im ganzen Skelett, ist eines der großen Altersprobleme, weil sie die Gefahr von Knochenbrüchen mit sich bringt. Wer kennt nicht einen alten Menschen, der sich durch einen an sich harmlosen Sturz zum Beispiel einen Oberschenkelbruch zugezogen hat. Von diesem Problem sind vermehrt die Frauen betroffen, weil sich offenbar die Verminderung der Östrogenproduktion nach der Menopause diesbezüglich besonders ungünstig auswirkt.

Körperliche Bewegung hat ein beträchtliches Potential, osteoporotischen Veränderungen des Knochens vorzubeugen.[30] Man weiß, daß extreme Inaktivität einen raschen Knochenmassenverlust von bis zu 40% erzeugt, während umgekehrt athletische physische Aktivität eine Knochenhypertrophie von bis zu 40% erzeugen kann. Das bedeutet immerhin eine Steigerung um ungefähr das Dreifache zwischen den beiden Extremen! Dies gilt für Männer und Frauen, weitgehend unabhängig vom Alter. Regelmäßige, intensive körperliche Bewegung kann sogar zum Teil das Handicap des Östrogenmangels kompensieren. Das zeigt eine vergleichende Untersuchung[31] zwischen normal aktiven Frauen und Athletinnen. Da diese ständig körperliche Höchstleistungen erbringen, haben sie in vielen Fällen keine Periode mehr und das

Niveau ihrer Östrogenproduktion ist vermindert. Trotzdem wiesen sie aber im Vergleich zu Frauen mit normalem Zyklus keine geringere Knochendichte auf. Sie war sogar höher als jene von bewegungsarmen Frauen mit normalem Zyklus!

Immunsystem

Verschiedene Arbeiten zeigen den Einfluß von körperlicher Bewegung auf das Immunsystem. Hinweise ergeben sich offenbar schon aus Tierversuchen. So wurden Hamster einerseits körperlich aktiv und andererseits unter Bewegungsmangel gehalten.[32] Die erste Gruppe durfte sich während acht Wochen in Drehrädern aufhalten, so daß sie pro Tag ungefähr 12 km zurücklegten. Die anderen durften sich nicht bewegen. Man stellte fest, daß die Immunantwort bei den aktiven Hamstern signifikant erhöht war. Andere, ähnliche Tierversuche kommen ebenfalls insgesamt zu dem Schluß, daß das Immunsystem von physischer Aktivität profitiert. Untersuchungen an Menschen haben unterdessen vielfältige Mechanismen zutage gefördert, die dafür verantwortlich sein könnten. So zeigten Trainingsexperimente, daß Menschen mit guter Kondition unter Ruhebedingungen eine erhöhte Lymphozytenzahl, eine erhöhte Aktivität von Natural-Killer-Zellen und eine höhere Ausschüttung von Interleukin-1 aufweisen.[33] Resultate, die sich alle als Ausdruck einer erhöhten Potenz des Immunsystems interpretieren lassen.

Krebs

Krebskrankheiten erfüllen die Menschen nach wie vor mit großer Furcht. Sie sind für ungefähr ein Drittel der Todesfälle verantwortlich, und sie sind, wenn überhaupt, nur mit drakonischen, oft ruinösen Maßnahmen therapierbar. Der Vorstellung von unsterblich wuchernden, keine Grenzen und Formen kennenden Tumorzellen haftet etwas Fatales an. Um so erstaunlicher ist der positive Effekt von physischer Aktivität in diesem Bereich. Es gibt deutliche Anzeichen, daß sie das Risiko für verschiedenste Krebserkrankungen senken kann.

So wurde in einer großen amerikanischen Studie[34] bei über fünftausend Männern und siebentausend Frauen, alle 25 – 74 Jahre alt, der Zusammenhang zwischen körperlicher Bewegung und Krebs untersucht. Es wurde allgemein ein um ungefähr 50% erhöhtes relatives Krebsrisiko für nichtaktive Personen gefunden. Dieser Effekt blieb unverändert beim Eliminieren von Störfaktoren wie Rauchen und Körpergewicht. Besonders deutlich war diese Erhöhung beim Dickdarmkarzinom, beim Lungenkrebs und beim Brustkrebs der Frau. Beim Krebs des Gebärmutterhalses war das Risiko für körperlich inaktive Frauen sogar um das Fünffache erhöht!

Um einen Effekt von körperlicher Bewegung auf das Prostatakarzinom zu untersuchen, wurden die bereits erwähnten 17 000 männlichen Absolventen der Harvard-Universität in Boston (USA) (Alter 30 – 79 Jahre) über ein Intervall von acht Jahren beobachtet und das Auftreten von Prostatakrebs untersucht.[35] Kandidaten, die mehr als 4000 kcal pro Woche bei körperlicher Aktivität verbrauchten, zeigten im Vergleich zu ihren inaktiven Kollegen ein fast um das Zehnfache vermindertes Risiko. Unter den Absolventen, die über 70 Jahre alt waren und 4000 kcal pro Woche verbrauchten, war das Risiko immer noch um die Hälfte reduziert. An derselben Gruppe konnte in einer weiteren Arbeit[36] auch gezeigt werden, daß schon mittelmäßig intensive, regelmäßige Bewegung (d.h. Treppensteigen oder Freizeitsport mit einem Energieverbrauch von mindestens 1000 kcal pro Woche) das Risiko, an Dickdarmkrebs zu erkranken, auf die Hälfte vermindert.

Der Zusammenhang zwischen körperlicher Bewegung und der Reduktion des Risikos, an Dickdarmkrebs zu erkranken, scheint überhaupt durch eine ganze Reihe von sorgfältigen Arbeiten besonders gut dokumentiert zu sein.[37] Mindestens fünf der sieben größten Studien zeigen, daß regelmäßige physische Aktivität gegen diesen Krebstyp Schutz gewährt.

Psyche

Verschiedenste Arbeiten weisen einen generellen Einfluß von körperlicher Bewegung auf die Psyche nach. Sie hellt die Stimmung auf, verbessert Angst- und Streßbewältigung und erhöht das Selbstbewußtsein.[38] Der Effekt ist klinisch durchaus vergleichbar mit jenem einer Psychotherapie![39]

Sogar die Teilnahme an einer einzigen Trainingseinheit kann Verstimmung, Spannung, Ärger und Verwirrung vermindern. Schon 20 bis 40 Minuten langes körperliches Training kann eine Stimmungsaufhellung und eine Verminderung von Angstgefühlen bewirken, die dann über Stunden andauert. Gut untersucht ist offenbar die Wirkung von physischer Aktivität auf Depressionen. Mehrere große Studien[40] ergaben, daß körperlich aktive Personen signifikant seltener eine Depression entwickeln als passive Personen. Dieser Zusammenhang scheint bei Frauen besonders ausgeprägt zu sein.

Altern und körperliche Aktivität

»Die zehn Probanden im Alter zwischen 80 und 96 waren vor Beginn des Programms zwar in ihrer Beweglichkeit eingeschränkt, litten aber ansonsten nicht an akuten Erkrankungen. Die Forscher entwickelten für diese Alten ein intensives achtwöchiges Trainingsprogramm, das auf dem Prinzip der Über-

34

windung von Widerständen durch Muskelkraft beruhte. An einem mit Flaschenzügen und verschiedenen Gewichten versehenen Gerät mußten die Teilnehmer in sitzender Position mit den Beinen Gewichte heben und senken, indem sie das Kniegelenk abwechslungsweise beugten und streckten. Ein weiterer Krafttest bestand darin, rasch vom Stuhl aufzustehen, ohne die Hände zu benutzen. Die Resultate der Studie sind beeindruckend: Die Muskelmasse in der Mitte des Oberschenkels war nach acht Wochen durchschnittlich um 9% vergrößert, was man bei den über 90jährigen Versuchsteilnehmern zunächst für unmöglich gehalten hatte. Die mittlere Gehgeschwindigkeit war um 48% erhöht, und die greisen ›Fitneßschüler‹ waren nun in der Lage, 20 kg schwere Lasten zu heben, gegenüber acht Kilo beim Versuchsbeginn. Im Bereich der Muskelkraft betrug die durchschnittliche Zunahme 174% – die ursprüngliche Leistungsfähigkeit wurde also mehr als verdreifacht.«[41]

Man kann diesem Zitat seinen Charme nicht abstreiten. Wer könnte sich eines vergnügten Lächelns erwehren, wenn er sich die entsprechende Szene vorstellt! Ist Altern vielleicht nicht auf ein Zuviel an Kontakt mit der Umwelt und entsprechenden Verschleiß zurückzuführen, sondern vielmehr auf zu wenig Austausch mit ihr, auf ein Zuwenig an Belastung und Austausch von Energie und Materie? Ein im ersten Augenblick merkwürdiger Gedanke, den man zurückzuweisen versucht ist. Schon gibt es aber Forscher, die der Ansicht sind, daß 50% der sogenannten Altersveränderungen durch einen verbesserten Lebensstil vermeidbar sind.[42] Insbesondere gibt es zunehmend Hinweise, daß körperliches Training großen Einfluß auf die körperliche Gesundheit von älteren Menschen hat und die sonst üblichen Altersbeschwerden vermindert. Dabei haben sogar wenig oder mäßig intensive Trainingsprogramme bei älteren Leuten zu erstaunlichen Verbesserungen von vielen physischen und psychischen

Parametern geführt. Außerdem wird darauf hingewiesen, daß die Fähigkeit zu körperlicher Aktivität bei gesunden, sportlich aktiven Personen nur wenig abnimmt.[43] Umgekehrt führt ausgeprägte körperliche Inaktivität zu Veränderungen, die jenen des sogenannten Alterungsprozesses gleichen. Ein weiterer Hinweis darauf, daß verschiedene dieser scheinbaren Auswirkungen des Alterns mehr auf körperliche Inaktivität als auf intrinsische biologische Prozesse zurückzuführen sind.[44]

Alter und geistige Aktivität

»Daß das Gehirn dem Zahn der Zeit gut widerstehen kann, zeigen jene Geister, deren Kreativität bis ins hohe Alter erhalten blieb: Simone de Beauvoir schrieb mit 75 Jahren ›Die Zeremonie des Abschieds‹; Marc Chagall stattete mit 81 das Zürcher Fraumünster mit Glasmalereien aus; Otto Klemperer dirigierte mit 85 das London New Philharmonic Orchestra; Frank Lloyd Wright leitete mit 92 in New York den Bau des Guggenheim-Museums; George Bernard Shaw verfaßte mit über 90 Theaterstücke, und Bertrand Russell schrieb mit 96 ›Die Kunst des Philosophierens‹.«[45]

In den zwanziger Jahren dieses Jahrhunderts wurde von Yerkes und später von Thorndike das sogenannte Defizitmodell der geistigen Entwicklung des Menschen vorgeschlagen.[46] Danach soll die intellektuelle und emotionale Leistungsfähigkeit nach einem anfänglich steilen Anstieg ihren Höhepunkt zwischen dem 20. und 30. Lebensjahr erreichen, um dann kontinuierlich abzunehmen. Altern wäre dann also durch den fortlaufenden Abbau der geistigen Ressourcen gekennzeichnet.

Dieses Modell paßt natürlich bestens in das defensive und pessimistische Konzept der klassischen Alterstheorien. So wie die körperliche Leistungsfähigkeit unaufhaltsam dahinschwindet, so muß auch die geistige Potenz dem Zahn der Zeit ihren Tribut zollen. Das Defizitmodell konnte sich denn auch bis in die siebziger Jahre in der Psychologie behaupten. »Es hat das Bild des Alters in der Öffentlichkeit tiefgreifend geprägt, und bis heute schimmern in vielen öffentlichen Diskussionen Defizitvorstellungen des Alters durch.«[47] Daß die erwähnten Untersuchungen wesentliche methodische Fehler aufwiesen, wurde einfach übersehen.

Die Erkenntnis der Neuroanatomie, daß sich Nervenzellen nicht wie viele andere Körperzellen teilen und somit erneuern können, stützte natürlich zusätzlich solche Vorstellungen. Man kommt offensichtlich mit einem (zwar beträchtlichen) Anfangskapital an Nervenzellen auf die Welt, das man dann im Verlauf des Lebens mengenmäßig nur bewahren oder verlieren kann. Untersuchungen, wonach der Mensch zwischen zwanzig und siebzig Jahren 200 bis 300 Gramm Hirnsubstanz einbüßt, schienen das gleichsam handgreifliche Gegenstück zum behaupteten Verlust geistiger Leistungsfähigkeit zu sein.

Auch das geistige Schicksal eines jeden Menschen schien also unbarmherzig besiegelt: Ausgerüstet mit ungefähr 100 Milliarden Nervenzellen bei Geburt, war er dazu verdammt, jede Sekunde einige Tausend von ihnen zu verlieren und damit unaufhaltsam in Richtung Verblödung abzugleiten. Wie immer, wenn sich öffentliche Meinung und wissenschaftliche Forschung gefunden haben, wurden Beispiele, die dem zu widersprechen schienen, als Ausnahmen abgetan, welche die Regel nur bestätigen. Dabei läßt sich die am Anfang dieses Kapitels zitierte Galerie von Menschen, die bis ins hohe Alter brillante geistige Leistungen erbrachten, beliebig fortsetzen. Man denke nur an den großen Pianisten Artur Rubinstein, der noch mit über achtzig Jahren Konzerte gab, die zu den Sternstunden pianistischer Geschichte gehören. Oder an den Literaten J. R. von Salis, der mit mehr als neunzig Jahren im Fernsehen durch Interviews zu Zeitfragen beeindruckt, die mit ihrer Farbigkeit, ihrem Überblick und ihrer Tiefe manchem jüngeren Denker gut anstehen würden. Mehr noch, beschäftigt man sich umfänglicher mit Biographien, so fällt unübersehbar auf, daß sich Menschen, die während ihres ganzen Lebens ständig geistig aktiv waren, sehr oft bis ins hohe Alter eine beneidenswerte geistige Frische bewahren konnten.

Nun, es beginnt tatsächlich auch in diesem Bereich ein Umdenken. Defizitmodelle finden in den letzten Jahren bei Altersforschern nur noch eine geringe Unterstützung. Hingegen hat die gerontologische Forschung demonstriert, daß auch durchschnittliche ältere Menschen über beträchtliche geistige Kapazitätsreserven verfügen.[48] Gesunde ältere Erwachsene können zum Beispiel in recht kurzer Zeit ihre Intelligenzleistungen durch Übung erheblich steigern. Ähnliches zeigten Trainingsstudien auf dem Gebiet der Gedächtnisforschung. Viele ältere Menschen sind in der Lage, unter Anleitung und Training Gedächtnisleistungen zu erbringen, die normalerweise nur bei sogenannten Gedächtniskünstlern anzutreffen sind.[49]

Die Parallelen zum körperlichen Training sind ganz offensichtlich. Übung, Belastung, Strapazieren des Merk-, Assoziations- und Reproduktionsvermögens erhalten Gedächtnisleistung und geistige Aktivität auch im Alter. »Ein geistig aktiver Mensch mit lebhaften Umweltinteressen und dem Bedürfnis, seinen Wissens- und Erfahrungsschatz ständig zu erweitern, wird auch nach Überschreitung seines 90. oder 95. Lebensjahres noch ebenso einer Diskussion über Probleme der Gegenwart gerecht werden, wie sein vielleicht halb so alter Gesprächspartner.«[50]

Eine erfreuliche und optimistische Botschaft! Die neuere Gehirnforschung liefert dazu interessante Details.

Der folgende Abschnitt stammt aus dem Artikel von H. Cerutti, der in diesem Kapitel schon mehrfach zitiert wurde. »Glaubte man früher, das ›Verdrahten‹ der Neuronen erfolge nach einem fest vorgegebenen genetischen Bauplan und das Gehirn beginne erst zu arbeiten, wenn seine internen Kontakte fertig geknüpft sind, haben die Forschungen der letzten zehn Jahre ein völlig anderes Bild erbracht. Anlaß zum Zweifel an der Fixfertig-Hirn-Theorie hat die Überlegung gegeben, die im winzigen Zellkern der Eizelle und der Samenzelle gespeicherte genetische Datenbank könne neben dem Bauplan für den gesamten Organismus nicht auch noch die Detailanleitung für den Aufbau der Myriaden neuronaler Kontakte speichern. Wie also findet das Gehirn zu seiner Funktion?

Ab etwa Mitte der Schwangerschaft beginnen die Axone, die langen Hauptäste der Nervenzellen, die für den Kontakt auf weite Distanz (etwa von der Netzhaut des Auges zum Sehzentrum auf der Großhirnrinde) verantwortlich sind, zahlreiche Seitenäste zu bilden. Diese Seitenäste verknüpfen sich ziemlich wahllos mit den Seitenästen anderer Nervenzellen. Das so entstehende Netzwerk ist vorerst ein Durcheinander; seine sinnvolle Struktur findet es erst durch die reale Welt. In den ersten Lebensjahren verstärken die Nervenzellen jene Kontaktbahnen, die durch äußere Reize – etwa auf der Netzhaut oder auf der Körperhaut – aktiviert werden. Und sie brechen Nervenverbindungen wieder ab, für die offensichtlich kein Bedarf besteht. So gelangt das Gehirn nach und nach zu einer Struktur, die entscheidend von der spezifischen Umgebung geprägt ist. Die Ansicht, man solle ein Kleinkind mit Spiel und Zuwendung für die Außenwelt interessieren, hat für die Hirnentwicklung also fundamentale Bedeutung. Was ein Defizit hier bedeuten kann, zeigt das Beispiel der Kinder, die mit einer schweren Linsentrübung zur Welt kommen. Diagnostiziert man diesen Fehler nicht bald nach der Geburt und korrigiert die defekte Augenlinse, verzichtet das Gehirn wegen fehlender Lichtreize auf die betreffenden Nervenverbindungen – das Auge wird und bleibt für immer blind. Diese plastische Anpassung des jungen Hirns belegen auch Untersuchungen an Säugetieren und Vögeln. So hat man an jungen Katzen studieren können, wie die Sehzellen im Auge erst durch das aktive Sehen ihr Zielareal auf der Sehrinde im hinteren Teil des Gehirns festlegen. Dabei werden in großem Umfang die Axone und Synapsen der Nerven umgebaut, bis Lichtreize, die auf der Netzhaut nebeneinander auftreffen, auf der Sehrinde ebenfalls benachbarte Stellen reizen und so im Hirn ein Abbild der Außenwelt erzeugen. Damit das Tier bei diesem neuronalen Lernen zum Zeitpunkt der Geburt bereits einen Vorsprung hat, entstehen schon in der Dunkelheit der Gebärmutter auf der Netzhaut spontan Salven von geordneten nervlichen Aktionsmustern [...]

Zu einer der aufregendsten Entdeckungen gehört die Erkenntnis, daß sich das menschliche Hirn lebenslang auf seine Sinneseindrücke und Denkprozesse abstimmt, sich also laufend selber nachjustiert. Durch Lernen werden bestimmte Synapsen gestärkt und so Gedächtnisinhalte neuronal gefestigt. An Affen konnte gezeigt werden, daß sich durch gezieltes Trainieren bestimmter Finger deren Zielareal auf der Hirnrinde noch im Erwachsenenalter auf Kosten benachbarter sensorischer Adressen vergrößern läßt.«

Es ist genau diese Plastizität des Gehirns auch im fortgeschrittenen Alter, welche die Chance eröffnet, auch im Alter geistig leistungsfähig zu bleiben und sogar einen allfälligen Verlust an Nervenzellen zu kompensieren.

Übrigens hat die neuere Forschung auch gezeigt, daß das erwähnte Leichterwerden des Gehirns vor allem eine Folge des Verlustes von Stützzellen ist, während die Zahl der Nervenzellen im Laufe des ganzen Lebens weitgehend konstant bleibt und nur in gewissen Hirnrealen merklich abnimmt! Außerdem erfolgt die Organisation des Gehirns nicht nur über den Aufbau von Synapsen, sondern auch durch ein gezieltes Absterbenlassen von nicht benötigten Neuronen. Die Gefahr der Leistungseinbuße droht dem Gehirn also gar nicht, wie früher vermutet, von seiten eines gesetzmäßigen Verlustes von Nervenzellen, sondern in erster Linie von einer fehlenden Belastung und von einer reizarmen Umgebung. Dieses ist aber gar nicht unbedingt nur ein Problem des letzten Lebensabschnittes. Der Artikel von Cerutti weist in eindrücklicher Art darauf hin, wie die Stimulation des Gehirns schon in den ersten Lebenstagen beginnen muß. Dann aber muß ein adäquates Reizmuster ständig aufrechterhalten werden, soll die aufgebaute Struktur nicht wieder zusammenbrechen. Tatsächlich haben physiologische Untersuchungen gezeigt, daß allein schon ein mehrwöchiger Krankenhausaufenthalt, der infolge von Krankheit zu einem Abnehmen der geistigen Auseinandersetzung mit der Umwelt führt, mit einer Abnahme des Intelligenzquotienten von bis zu 40 % einhergeht![51] Erfolgt aber eine konsequente Belastung und ein stetiger, adäquater Kontakt mit der Außenwelt, so bleibt ein gesundes Gehirn bis ins hohe Alter in der Lage, seinen Leistungsstandard aufrechtzuerhalten.

Ernährung und Gesundheit

»Als internationales Markenzeichen für die Pionierleistung Dr. Bircher-Benners gilt heute seine ›Fruchtdiätspeise‹. Wer das Wort ›Birchermüesli‹ erstmals auf eine Menükarte setzte, ist nicht zu eruieren. Heute ist es in Indien und Argentinien geläufig. In manchem Luxushotel rund um den Erdball kommt

die ›Coupe Bircher‹ als Vorspeise auf den Tisch. In Deutsch-
land bestellt man einfach ein ›Bircher‹, in England ein ›Swiss
muesli‹, was eine holländische Zeitung auf die Vermutung
brachte, die Speise sei nach einem schweizerischen Arzt Dr.
Müsli benannt worden.«[52]

M. Bircher-Benner (1867 – 1939) befaßte sich als Arzt mit
ganzheitlichen Ernährungstherapien. Er gründete 1897
in Zürich eine Klinik für Diätetik und physikalische Heil-
methoden. Ob alles, was heute mit dem Etikett »Birchermüesli« versehen wird, im Sinne von Bircher-Benner
war, sei einmal dahingestellt. Sicher ist jedenfalls, daß
der »Birchermüesli-Boom« etwas aussagt über die Verbreitung und die Beliebtheit seines großen Anliegens, der
sogenannten Rohkost.
    Sicher ist wohl auch, daß er sich diese Resonanz nicht
erträumt hatte, als er seine neuen Ernährungsgrundsätze
um die Jahrhundertwende der Zürcher Ärzte-Gesellschaft
vortrug und mit der Bemerkung »Herr Bircher hat die
Grenzen der Wissenschaft verlassen« umgehend geächtet
wurde. »Von nun an galt ich bei meinen schweizerischen
Kollegen als Outsider«, schrieb er rückblickend. »Man
schalt mich einen ›Vegetarianer‹, ›Rohköstler‹, ›Rohkost-
apostel‹. In meiner Lehre fand man Mystik und Metagala-
xis. Ich sei unwissenschaftlich. Die Heilerfolge erklärten
sich durch Suggestion [...] Meine Heilkost nannten sie eine Hungerkost und warnten, wo immer es möglich war,
jeden Kranken, der in meine Behandlung kommen wollte,
vor ihr, da er unfehlbar durch ›Eiweißunterernährung‹ in
meiner Behandlung irreparablen Schaden leiden würde.
Sandte ich einen Artikel an die Schweizerische medizinische Wochenschrift, so kam er zurück.«[53]
    Es mag sein, daß Bircher-Benner durch seine kompro-
mißlose Haltung in der Ernährungsfrage einigen Widerstand selber provozierte. Sicher liegt aber der Grund für

42

die heftige Ablehnung nicht nur darin, sondern in der damaligen Einstellung zur Ernährung.

»Niemand in Bircher-Benners Umgebung zweifelte im geringsten, daß Fleisch und alle eiweißreichen Nahrungsmittel besonders wertvoll und dem Menschen nötig, daß sie der Inbegriff des Nährenden seien, so daß man davon nur zu wenig, aber kaum zu viel zu sich nehmen könnte, und es gab Bücher, die in allem Ernste und mit der Gewißheit, Beifall zu finden, den Kulturstand der Völker an ihrem Fleischkonsum maßen. Niemand zweifelte, daß ein möglichst weißes Brot, frei von aller Kleie, am zuträglichsten sei und daß man den Ärmeren eine Wohltat erwies, indem man sie von der Notdurft befreite, dunkles Brot essen zu müssen. Niemand zweifelte, daß Obst und Grüngemüse zu den luxuriösen Annehmlichkeiten des Tisches gehörten, die man getrost auch weglassen konnte, ohne die Gesundheit zu benachteiligen, ja daß beide im Grunde nur den besonders gesunden Leuten zuträglich, von Schwächeren aber wegen des Faser- und Wassergehaltes und des geringen Nährwertes besser zu meiden seien.«[54]

Auch bei der Ernährung also das altbekannte Lied! Schonen hieß die Devise. Eine gesunde Nahrung war jene, die möglichst viele Kalorien zuführte und dabei den Verdauungstrakt so wenig wie möglich »belastete«. Faserreiche, »anstrengende« Nahrung konnte allenfalls dem Gesunden zugemutet werden, sie war aber bestimmt keine Heilkost. Insbesondere mußten Kranke mit sorgfältig durchgekochter Breikost gefüttert werden. Bircher-Benner war als junger Arzt übrigens durchaus ebenfalls dieser Meinung. Sein großes Verdienst war es zunächst, bei dem hoffnungslosen Fall einer schwerst magenkranken Patientin eine Anregung eines Naturheilkundigen und Vegetariers aufzunehmen und diese mit einer vorwiegend aus rohen Vegetabilien hergestellten

Diät zu ernähren. Dieser Entschluß mußte damals geradezu tollkühn wirken! Die Patientin würde bei einer solchen Roßkur den sicheren Tod erleiden. Man stelle sich das Erlebnis für den jungen Arzt vor, als die seit Monaten bettlägerige und von den Ärzten aufgegebene Frau nach zwei Wochen Diät das Bett verlassen konnte und anschließend völlig gesundete. Für Bircher-Benner war es der Anfang eines Kreuzzuges für die Rohkost, die ihn trotz erbitterten Widerstandes seiner Berufskollegen schließlich zum Chefarzt einer eigenen Klinik machte, deren Ruf weit über die Schweizer Grenzen hinaus Patienten aus allen Ländern der Welt anzog.

Im Lauf der Jahre erhielt Bircher-Benner viele Mitstreiter, die sich zum Teil an ihn anlehnten, zum Teil auf ganz eigenständigen Wegen zu ähnlichen Ergebnissen kamen.[55] Kollath sei hier erwähnt, der deutsche Zahnarzt G. Schnitzer (der sich vor allem mit dem Zusammenhang zwischen Ernährung und Gebißzerfall beschäftigte), M. Bruker gehört dazu, ein vehementer Verfechter einer naturbelassenen Ernährung, auch Rudolf Steiner, der Begründer der anthroposophischen Schule, deren Ernährungslehre nur ein Teil einer seelisch-geistigen Lebensphilosophie ist.

Vor allem der Arzt W. Kollath (1892 – 1970) war neben Bircher-Benner der wohl berühmteste Vertreter einer natürlichen Ernährungsform. Kollath war ursprünglich Vitaminforscher. Bekannt sind seine Rattenversuche mit natürlicher und gekochter Kost. Mit seinem Buch »Ordnung der Nahrung« legte er 1942 den Grundstein für die sogenannte »ganzheitliche« Ernährungslehre der Vollwertkost. Nach Kollath ist die Wahrscheinlichkeit, daß Nahrung alle wichtigen Bestandteile enthält, um so größer, je weniger sie behandelt wurde, also je naturbelassener das Lebensmittel ist. Deshalb lautete seine Grundregel: »So natürlich wie möglich, das heißt vollwertig.«

Allen diesen Ernährungstheorien ist eines gemeinsam. Sie haben die Scheu vor der naturbelassenen Nahrung verloren. Das Verdauungssystem soll gebraucht werden, von den Zähnen bis zum Enddarm. Gesunde Kost muß nicht schonen, sie muß den Körper belasten. Sie muß das vielfältige Werkzeug zur mechanischen und enzymatischen Zerlegung der Nahrung benutzen und wird damit nicht bloß zum Kalorienlieferant, sondern zu einer exquisiten Quelle von Wohlbefinden und Gesundheit. Jede Vorverdauung außerhalb des Körpers durch Erhitzen, Raffinieren oder Fermentieren ist damit ein Verlust und keineswegs ein Schritt in Richtung bekömmlicherer Nahrung. Wie später noch zu berichten sein wird, hatten gerade Bircher-Benner und Kollath übereinstimmende und erstaunlich modern anmutende Vorstellungen, warum dies so sei.

Heute sind wesentliche Aspekte der Rohkost in etwas kompromißbereiterer Form längst zum festen Bestandteil jeder fortschrittlichen Ernährungslehre geworden. Moderne Ernährungsforschung setzte in den fünfziger Jahren ein und wies vor allem einen deutlichen Zusammenhang zwischen Ernährung und atherosklerotischen Veränderungen des Herz-Kreislauf-Systems und einen wahrscheinlichen Zusammenhang zwischen Ernährung und Krebs nach.[56] Günstig erwies sich dabei eine cholesterinarme Ernährung mit einem hohen Anteil an ungesättigten Fettsäuren und an Ballaststoffen, was die Erkenntnisse dieser Ernährungspioniere natürlich glänzend bestätigt.

Fordern statt verwöhnen

»Ein Lord geht am frühen Morgen in seinem großen Park spazieren, trifft auf einen Landstreicher und fragt ihn, was er in seinem Park zu suchen habe. Der Landstreicher antwortet:

45

›Ich suche ein Frühstück für meinen Appetit.‹ Darauf der Lord: ›Und ich suche nach dem Appetit für mein Frühstück!‹«[57]

In den achtziger Jahren veröffentlichten F. von Cube und D. Alshuth ein Buch mit dem Titel »Fordern statt Verwöhnen«, in dem sie, ausgehend von Ergebnissen der Verhaltensbiologie, für eine neue Pädagogik plädierten. Es erregte beträchtliches Aufsehen, wurde aber insgesamt vor allem von den Pädagogen selber recht kritisch aufgenommen.

Warum dieses Aufsehen und diese Kontroverse unter Fachleuten? Es ist dies alles recht typisch für den Forscher, auf dessen Ergebnisse sich das Buch beruft, für Konrad Lorenz. Dieser große Verhaltensforscher wurde einerseits bewundert und verehrt, sogar mit dem Nobelpreis für Medizin und Biologie ausgezeichnet, andererseits war er stets im Kreuzfeuer der Kritik und der Auseinandersetzung. Grund dafür waren seine im populärwissenschaftlichen Stil geschriebenen Bücher, in denen er von seinen Beobachtungen an Tieren berichtete, die daraus gewonnenen Theorien darstellte und über den Menschen nachdachte.

Von Cube und Alshuth berufen sich auf die Forschungen von Lorenz und befassen sich in ihrem Buch ausführlich und ernsthaft mit den kritischen Stimmen zu der von ihnen verwendeten Theorie. Im folgenden möchte ich ihre Überlegungen kurz darstellen. Ich werde viele ihrer Formulierungen direkt verwenden, ohne dies durch Zitate besonders zu markieren.

Die beiden Autoren gehen davon aus, daß der Mensch zu den höheren Säugetieren gehört. Zwar unterscheide er sich von diesen durch ein außerordentlich entwickeltes Großhirn, das Triebsystem hingegen sei dasselbe. Erkenntnisse der Triebtheorie bei Tieren können deswegen

– nach einem Wort von K. Popper – »weiterverwendet«
und mit den erforderlichen Ergänzungen und Abwei-
chungen auf den Menschen angewendet werden.
Es gibt verschiedene Triebe, z.b. den Nahrungstrieb,
den Sexualtrieb oder den Aggressionstrieb. Um die sogenannte Triebhandlung auszulösen, braucht es einen Reiz.
Tiere besitzen angeborene auslösende Mechanismen, die
beim Vorhandensein passender Objekte die entsprechende Instinkthandlung in Gang setzen. So löst etwa ein Objekt, das in das angeborene Raster »Kindchenschema«
paßt, Brutpflegeverhalten aus. Objekte, die über einen
angeborenen auslösenden Mechanismus eine bestimmte
Triebhandlung auslösen, nennt man Schlüsselreize. Beim
Menschen ist das Auslösen der Triebhandlung zusätzlich
durch den besonders großen Einfluß des Großhirns über-
lagert.
Triebstärke, Reizstärke sowie der Zusammenhang
zwischen diesen beiden Größen werden durch drei Sachverhalte bestimmt.
Zum einen sind Triebe, wie Lorenz sagt, »spontan«,
d.h., die Triebstärke nimmt in Abhängigkeit von der
Dauer des stillgelegten Triebverhaltens und unabhängig
von der Umwelt zu. Wir werden auch ohne äußeren Reiz
hungrig, sexuell gestimmt oder aggressiv.
Zum zweiten können auch die auslösenden Reize verschiedene Stärkegrade aufweisen. Je stärker der auslösende Reiz, desto heftiger wird die Triebhandlung, wenn
die Triebstärke konstant bleibt.
Zum dritten ist der Zusammenhang zwischen Reizstärke und Triebstärke durch das sogenannte Prinzip der
doppelten Quantifizierung gegeben. Dabei handelt es
sich um einen einfachen und unmittelbar einsichtigen
Sachverhalt. Ist die Triebstärke sehr hoch, so wird das
Triebverhalten schon durch einen sehr kleinen Reiz ausgelöst. Dies wird zum Beispiel durch das alte Sprichwort

»Hunger ist der beste Koch« veranschaulicht. Umgekehrt braucht es bei geringer Triebstärke eine erhebliche Reizstärke, um dasselbe zu erreichen. Ein Beispiel dafür ist der satte Lord, der wohl nur mehr durch besondere Köstlichkeiten an den Frühstückstisch gelockt wird.

Das Triebverhalten läuft nun im allgemeinen in vier Stufen ab. Zunächst wächst also die Triebstärke, je länger die Triebhandlung zurückgestellt wird. Subjektiv wird dies in Form von Gefühlen (Hunger, sexuelles Bedürfnis) wahrgenommen. Die Gefühle sind mit Unlust verbunden. Sie verursachen Unzufriedenheit, Unruhe, Unrast. Der Mensch oder das Tier ist zur Triebhandlung bereit.

Stößt die Handlungsbereitschaft auf keinen auslösenden Reiz, dann kommt es zum sogenannten Appetenzverhalten. Wenn wir Hunger haben, suchen wir etwas Eßbares, wir kaufen ein, gehen in ein Restaurant oder zumindest an den Kühlschrank. Sind wir sexuell gestimmt, suchen wir – auch wenn es uns nicht sofort bewußt ist – sexuelle Reize auf oder nehmen sie zumindest in verstärktem Maße wahr. Lorenz nennt das Appetenzverhalten »ein urgewaltiges Streben, jene erlösende Umweltsituation herbeizuführen, in der sich ein gestauter Instinkt entladen kann«.

Zweck des Appetenzverhaltens ist es, einen auslösenden Reiz zu finden, der die Triebhandlung bewirkt. Triebhandlungen sind zum Beispiel Fressen, Paaren, Kämpfen, Erkunden. Die Aktivitäten der Triebhandlung selbst sind durch Erbkoordination programmiert; sie münden in die sogenannte Endhandlung. Durch diese wird die Triebhandlung abgeschlossen. Sie bewirkt die mehr oder weniger schlagartige Reduktion der Triebstärke: Der Hunger wird gestillt, der Durst gelöscht, der Rivale wird besiegt.

Die Endhandlung und das damit verbundene Verschwinden der inneren Bereitschaft ist aber nur der objektive Tatbestand. Maßgebend für den Menschen oder das Tier ist, wie zu Beginn des gesamten Vorgangs, ein Gefühl: Die Triebhandlung selbst wird als lustvoll empfunden, die aufgelöste Triebspannung erzeugt Zufriedenheit. Diese Gefühle sind um so intensiver, je größer einerseits die Triebstärke und andererseits die Stärke des auslösenden Reizes sind.

Entscheidend im Zusammenhang dieses Buches ist nun das Folgende. In der natürlichen Umgebung sowohl der Tiere als auch des Menschen können auslösende Reize unter Umständen lange ausbleiben. Die Nahrung ist karg, die Quelle ist weit, der Rivale entfernt. Das Appetenzverhalten wird intensiviert, die Suche verstärkt. Sie richtet sich der anwachsenden Triebstärke wegen auch auf geringere Auslöser. Unter Umständen werden große Anstrengungen unternommen, um sie zu finden.

Woher nimmt der Mensch oder das Tier die Energie dazu? Der Schlüssel liegt in den sogenannten Werkzeuginstinkten. Laufen, Springen, Saugen, Beißen, Kauen, Begatten, Schnüffeln, Jagen sind solche Werkzeuginstinkte, die dazu dienen, das Appetenz- und das Triebverhalten zu ermöglichen und die benötigte Energie bereitzustellen. Interessant ist nun, daß sie auf einer untergeordneten Stufe eine ähnliche Struktur wie die Triebe selber aufweisen. Sie sind gewissermaßen »Hilfstriebe«, deren Aktionspotential genauso spontan ansteigt und nach befriedigender Triebhandlung ruft, wie es bei den Trieben selber der Fall ist. Bleiben solche Aktionspotentiale ungenutzt, so bleiben Unruhe, Unlust und Unzufriedenheit, unter Umständen (und das ist das Entscheidende) sogar trotz Befriedigung des übergeordneten Triebes.

Was dies bedeutet, so von Cube und Alshuth, zeigt der moderne Mensch der Wohlstandsgesellschaft in einer Art unfreiwilligem Experiment. Durch die von ihm geschaffene technische Zivilisation ist er nämlich in der

Lage, seine Triebbedürfnisse ohne Anstrengung jederzeit zu befriedigen. Durch diesen Verlust des natürlichen Triebaufschubs baut sich das Triebpotential nie zu genügender Höhe auf, so daß immer stärkere auslösende Reize benötigt werden, um die gesuchte lustvolle Zufriedenheit der Trieberfüllung zu erreichen. Die Erhöhung der Reizstärke mag noch einigermaßen gelingen, was aber auf der Strecke bleibt, sind die Werkzeuginstinkte. Ihre Aktionspotentiale werden nicht genutzt, sie erzeugen Unlust und Unzufriedenheit. Trotz immer größerem Nervenkitzel, ständiger Verstärkung und Vermehrung der äußeren Reize, gelangt der Wohlstandsmensch damit in einen bedrohlichen Zustand, den die beiden Autoren als aggressive Langeweile bezeichnen. Diese aggressive Langeweile machen sie dafür verantwortlich, daß der moderne Mensch zunehmend sich selber und seine Lebensgrundlagen zerstört.

Rasche und leichte Triebbefriedigung (mit dem damit verbundenen Lusterlebnis) ohne Anstrengung bezeichnen von Cube und Alshuth als Verwöhnung. »Der verwöhnte Mensch braucht, um den Nahrungstrieb zu befriedigen, nicht mehr auf anstrengende und gefährliche Nahrungssuche zu gehen; er braucht, um seinen Sexualtrieb zu befriedigen, nicht mehr (unter Anstrengung und Gefahr) die Leiter ans Fenster der Umworbenen zu schleppen; er braucht, um seine Neugier zu befriedigen, die Welt nicht mehr (unter Anstrengung und Gefahr) zu erforschen; er genießt das Abenteuer im Lehnstuhl.« Aber: Diese Verwöhnung bekommt ihm gar nicht gut. Das natürliche System seines Verhaltens ist empfindlich gestört. Er leidet, und zwar nicht etwa an Streß und Überforderung, sondern an Verwöhnung und Unterforderung.

Was ist dagegen zu tun? »Fordern statt verwöhnen« ist die logische Antwort der beiden Autoren. Der moderne Mensch muß seine Werkzeuginstinkte auch außerhalb

des angeborenen Rahmens des Appetenz- und Triebverhaltens einsetzen. Er muß sich bewußt werden, daß er
auf ein gewisses Maß an körperlicher, geistiger und seelischer Belastung hin konstruiert ist. Es gibt also eine Art
natürliches Programm, das dafür sorgt, daß ein immanentes Bedürfnis nach adäquater Anstrengung vorhanden ist. Nur wenn diese inhärenten, sich ständig neu aufbauenden Aktionspotentiale im wahrsten Sinne des
Wortes gebraucht werden, kann sich echtes Wohlbefinden und lustvolle Gesundheit einstellen. Das Problem, so
die beiden Autoren, liegt nun aber darin, daß eben dieses
Gebrauchen der Werkzeuginstinkte mit beträchtlicher
Überwindung und »Anstrengung ohne Lust« verbunden
ist, sobald es vom natürlichen Appetenz- und Triebverhalten abgekoppelt werden muß. Sie plädieren daher für
eine neue Pädagogik, die den Menschen zur »Selbstver-
wirklichung durch Selbstforderung« erzieht. Ihr Ziel wäre ein Mensch mit »ausgeglichener Lust-Unlust-Ökono-
mie« (Lorenz), der lernt, sich selber zu fordern, gerade
um nicht auf Lebensfreude und Lust verzichten zu müssen.

Eustreß – Distreß

»Absolute Abwesenheit von Streß ist Tod.«[58] (Selye)

Dieses markige Zitat des großen ungarisch-kanadischen
Forschers H. Selye, oft als Vater der Streßforschung bezeichnet, zeigt, daß der Begriff Streß im Alltag meist völlig falsch verwendet wird. Selye prägte ihn 1936. In seinem berühmten gleichnamigen Buch, dem auch das
Eingangszitat entstammt, hielt er fest: Streß ist nicht bloß
nervöse Spannung, ist nicht mit nervöser Erschöpfung
oder starker seelischer Erregung gleichzusetzen. Streß ist

auch nicht einfach das unspezifische Resultat einer Schädigung. Jede normale Beschäftigung, sei es eine Partie Schach oder auch eine leidenschaftliche Umarmung, kann Streß erzeugen, ohne nachteilige Wirkungen zu verursachen. Vor allem ist Streß nicht etwas, was unter allen Umständen vermieden werden muß. Was aber ist Streß also? Nach Selye ist er die unspezifische Reaktion des Körpers auf jede Anforderung, die an ihn gestellt wird. Ganz gleich, welcher Art diese Forderung ist, ob Kälte, Hitze, Arzneimittel, Hormon, Kummer oder Freude, der Körper reagiert ganz schablonenmäßig mit immer demselben biochemischen Muster, der Streßreaktion. Natürlich gibt es daneben auch spezifische Reaktionen. Auf Kälte reagiert der Körper etwa mit Muskelzittern und Kontraktion der Blutgefäße in der Haut, auf Zuckerkonsum mit Insulinsekretion und vermehrter Wärmeproduktion. Begleitet werden diese spezifischen Antworten auf verschiedenste Reize aber immer von einer vollkommen identischen biochemischen Streßreaktion, die eine grundsätzliche Anpassung des Körpers an die aktuelle Belastung darstellt, indem sie die Leistungsbereitschaft und die Widerstandskraft des Körpers erhöht.

Die Streßreaktion wird also durch verschiedenste Anforderungen, sogenannte Stressoren, ausgelöst. Dabei werden vor allem das sympathische Nervensystem und die Produktion der Hormone Adrenalin (im Nebennierenmark) beziehungsweise Cortisol (in der Nebennierenrinde) aktiviert. Die Auswirkungen im Körper sind vielfältig. Die Aufmerksamkeit wird gesteigert, Erregung und Angstgefühle machen sich bemerkbar. Die Herzfrequenz steigt, eine Umverteilung des Blutes aus den Verdauungsorganen in die Muskulatur findet statt. Die Bronchien werden erweitert, das Atemvolumen und die Atemfrequenz erhöht. Körperwärme und Blutzuckerspiegel steigen an. Die Schilddrüse wird angeregt. Die Verdauung wird lahmgelegt, die körpereigene Zuckerproduktion hingegen aktiviert.

Diese Liste könnte noch beträchtlich erweitert werden. Alle diese Reaktionen dienen sichtlich dem gleichen Prinzip: Der Körper soll in die Lage versetzt werden, mit der erhöhten Anforderung (gleich welcher Art) fertig zu werden. Es gibt also in diesem Sinn keinen guten oder schlechten Streß, sondern nur einen einzigen Streßmechanismus. Auch spielt es keine Rolle, ob der auslösende Stressor als positiv oder als unangenehm empfunden wird. Von Bedeutung ist ausschließlich die Intensität der Forderung nach Umstellung oder Anpassung des Organismus.

Es gibt aber ein Zuviel an Streß. Dauert der Streßzustand nämlich an, so wird der Organismus allmählich erschöpft. Die große Entdeckung von Selye war, daß dies zu Krankheit führen kann. Er prägte den Begriff des Distreß, was ursprünglich Qual, Not, Elend bedeutet. Distreß erzeugt, so entdeckte Selye, eine Reihe gleichzeitig auftretender Organveränderungen, »deren charakteristische Merkmale Vergrößerung und übermäßige Tätigkeit der Nebennierenrinde sowie Atrophie der Thymusdrüse und der Lymphknoten und schließlich das Auftreten von Magen- und Darmgeschwüren« sind. Dieses Syndrom nannte er »Streßsyndrom«.

Die medizinische Forschung hat unterdessen nachgewiesen, daß Distreß zu einer ganzen Reihe von physischen und psychischen Erkrankungen führen kann: Anstieg der Blutgerinnungsfaktoren, chronischer Bluthochdruck, Arteriosklerose und erhöhtes Infarktrisiko, Zunahme von Infektions- und Krebskrankheiten, Magengeschwüre, Störungen des Sexualverhaltens, Aggression, Frustration und Depression.[59] Distreß kann sogar in letzter Konsequenz zum Zusammenbruch des Organismus und zum Tod führen.

Es sind genau diese zweifellos wichtigen Erkenntnisse, die den Begriff Streß an sich derart in Mißkredit brachten, daß er heute schon fast zum Synonym für Frustration, Mißgefühl und Gesundheitsgefährdung geworden ist. Dabei geht völlig verloren, daß er von Selye eigentlich im Kontrast zum Begriff des Eustreß verwendet wurde.

Die Vorsilbe »Eu« soll deutlich machen, daß Streß primär ein sinnvoller, ja lebensnotwendiger biologischer Mechanismus ist. Selye sprach sogar von einem »universellen Lebensphänomen« und von einer »Würze des Lebens« schlechthin. Man kann genauso krank werden an zuwenig Eustreß wie an zuviel Distreß. Wie bereits bemerkt, geht Selye sogar so weit, Tod als absolute Abwesenheit von Streß zu definieren. Im weiteren Verlauf dieses Buches wird klarwerden, daß es sich dabei nicht um eine wohltönende Kraftmeierei handelt, sondern daß damit ein fundamentales Merkmal des Lebens überhaupt angesprochen ist.

Eustreß, Belastung des Organismus in einem Maß, dem er gewachsen ist, als lebensspendendes Prinzip. Es sei noch einmal erwähnt, daß es nach Selye dabei keine Rolle spielt, ob der Stressor primär als angenehm oder als unangenehm empfunden wird. In Frage kommen ausnahmslos alle Belastungen des Organismus wie freudige Ereignisse, Erfolgserlebnisse, Zärtlichkeit, Erotik und Sexualität, aber auch Hitze, Kälte, körperliche Aktivität, Schmerzen, Schreck und Gefahren aller Art. Obwohl es dem allgemeinen Empfinden völlig zuwiderläuft, sind also gemäß Streßtheorie auch Faktoren wie Zeitdruck, Unruhe, Leistungsdruck und Ängste keineswegs nur gesundheitsschädlich, sondern durchaus Quellen von Lebensenergie. Ihre völlige Abwesenheit, so paradox es klingen mag, kann sogar der vitalen Gesundheit des Organismus abträglich sein.

Ich-Stärke

In diesem Abschnitt erweise ich einer der großen Persönlichkeiten unseres Jahrhunderts meine Reverenz. Sigmund Freud, der große Wiener Nervenarzt und Begründer der Psychoanalyse, hat ein Lebenswerk geschaffen, das in seiner medizinischen und philosophischen Bedeutung, seiner denkerischen Geschlossenheit und seiner sprachlichen Eleganz wohl einzigartig ist. Seine beeindruckende monolithische Theorie der Psyche des Menschen war schon immer umstritten und ist es auch heute noch. Seine Entdeckung des Unbewußten und der damit verbundenen Mechanismen hingegen ist heute wohl zu unbestrittenem und grundlegendem medizinischem Allgemeinwissen geworden. In der Folge möchte ich mich nur mit einem kleinen Ausschnitt dieser Erkenntnisse auseinandersetzen, mit dem sogenannten Strukturmodell. Es bietet eine interessante Ergänzung zu den übrigen in diesem Kapitel dargestellten Theorien.[60]

Das Strukturmodell unterscheidet im psychischen Apparat des Menschen die Instanzen des Ich, des Es und des Über-Ich. Sie entwickeln sich in der frühen Kinderzeit aus einer gemeinsamen Matrix.

Mit Es meinte Freud die psychische Repräsentanz der biologisch begründeten Triebe. Sie sind uns bereits aus dem Modell der Verhaltensbiologie bekannt (auch Freud ging vom hydraulischen Modell eines endogen sich ständig neu aufbauenden Triebes aus). Das Es ist vom sogenannten Lustprinzip bestimmt. Dieses drängt auf spontane, uneingeschränkte Triebbefriedigung, ohne Rücksicht auf die äußere Realität.

Während das Es seit der Geburt vorliegt, entwickelt sich das Ich im Verlauf der ersten Lebensjahre im Zusammenleben mit der Mitwelt und in der Auseinandersetzung mit dieser. Es ist die planende, ordnende, denkende und entscheidende Instanz, Sitz des Willens, der Wahrnehmung und Ausgangspunkt der Motorik und der Sprache. Das Ich zügelt die Strebungen des Es, indem es sich am sogenannten Realitätsprinzip orientiert. Es schätzt die Möglichkeiten, ein Bedürfnis zu befriedigen, ab und berücksichtigt die Konsequenzen von entsprechenden Handlungen. Unmittelbarer Lustgewinn wird unter Umständen aufgeschoben, um später um so größere Belohnung zu erreichen. Die Fähigkeit, entsprechende Verzichte anzunehmen und zu verarbeiten, wird als Frustrationstoleranz bezeichnet.

Das Über-Ich entwickelt sich ebenfalls im Zusammenleben mit der Mitwelt. Durch Identifikation und Imitation der Bezugspersonen übernimmt das Kleinkind deren Spielregeln. Zahlreiche Normen werden unhinterfragt übernommen, zum Teil auch aus Angst vor Liebesverlust oder vor Strafe. Vor allem in der Pubertät wird der so entstehende Normenkatalog in der Auseinandersetzung mit den Bezugspersonen revidiert. Ein Teil der Normen wird aus Einsicht beibehalten, ein anderer Teil wird verworfen oder durch andere Verhaltensregeln ersetzt.

Das Ich steht also sozusagen als von beiden Seiten bedrängter Schiedsrichter zwischen Es und Über-Ich. Als Vermittler zwischen den sofortige Befriedigung fordernden Bedürfnissen des Es und den gebieterischen Normen des Über-Ich soll es dem Individuum das Überleben, weitere Entwicklung und ein realistisches Maß an Lustgewinn sichern. Das Ich vertritt insbesondere das Realitätsprinzip gegenüber dem Lustprinzip. Ich-Stärke bedeutet die Fähigkeit des Ich, dieser schwierigen Aufgabe gerecht zu werden.

Ein starkes Ich kann Spannungen, Ängste, Scham und Schuldgefühle aushalten, ohne zu regredieren, d.h. auf frühere, unreife Verhaltensweisen zurückzufallen. Es ist für die Konstanz von Beziehungen zu Menschen, Aufgaben und Sachen verantwortlich. Es fängt Enttäuschungen auf und hält an Zielen fest, wenn unangenehme Strecken überwunden werden müssen und das Es zur Unlustvermeidung aufgeben möchte.

Der Mensch mit einer Ich-Schwäche hingegen steht »unter der Diktatur des Es«. Er strebt sofortigen Lustgewinn an, auch wenn dies langfristig vielleicht unklug ist. Er kann Bedürfnisse nicht aufschieben. Hohes Anspruchsniveau ohne Durchhaltevermögen, die Unfähigkeit, Spannungen auszuhalten, und eine geringe Frustrationstoleranz disponieren zu emotionaler Verwahrlosung und süchtigem Verhalten.

Ich-Stärke entwickelt sich in einer Erziehung, die im Idealfall die goldene Mitte zwischen Strenge und Verwöhnung findet. Eine Erziehung, die es aus Angst, im Kind Komplexe zu erzeugen, nicht mehr wagt, Grenzen zu setzen und etwas zu verlangen, ist ein Risikofaktor für die Entwicklung einer Ich-Schwäche. Dasselbe gilt für eine Mentalität, die Forderung als böse einschätzt, sowie für die ständige Möglichkeit zur raschen und anstrengungslosen Triebbefriedigung.

Die Verwandtschaft mit den übrigen Aussagen in diesem Kapitel ist offensichtlich. Mit dem folgenden Zitat des Psychiaters H. K. Knoepfel wird sie noch augenscheinlicher:»Wenn wir ein einfaches Schema machen wollen, dann können wir die Ich-Stärke mit einer guten körperlichen Kondition vergleichen. Sie entsteht nur durch systematisches Training, das die Forderungen angemessen steigert. Zu hohe Forderungen bringen Muskelkater oder Verzweiflung, zu geringe Schlaffheit oder Ich-Schwäche.«[61] In diesem Zitat wird auch die Parallele zum Eustreß-Distreß-Konzept von Selye sehr deutlich.

Neue Ideen und alte Lehrmeinungen

»Neue Paradigmen werden beinahe in jedem Fall mit Kühle oder gar mit Hohn und Feindseligkeit empfangen. Entdeckungen dieser Art werden ihrer Ketzerei wegen attackiert (als historische Beispiele rufe man sich Kopernikus, Galilei, Pasteur, Mesmer in Erinnerung). Die Idee mag zuerst bizarr, ja sogar verschwommen erscheinen, weil der Entdecker einen intuitiven Sprung vollzogen hat, während ihm noch nicht alle Daten zur Verfügung gestanden haben. Die neue Perspektive verlangt einen derart raschen Umschwung, daß etablierte Wissenschaftler die Wandlung selten mitvollziehen [...] Jene, die erfolgreich mit der alten Sichtweise gearbeitet haben, [sind] emotional und gewohnheitsmäßig an sie gebunden. Gewöhnlich nehmen sie ihren beharrlichen Glauben mit ins Grab.«[62] *(Ferguson)*

Schon längst ist die Fitneß- und Joggingbewegung daran, die Welt zu erobern, aber man kann noch immer ein ganzes Medizinstudium absolvieren, ohne jemals mit Nachdruck auf den Wert körperlicher Bewegung hingewiesen zu werden. So wird in einem Überblicksartikel[63], der nicht wenig anspruchsvoll mit »Die antihypertensive Therapie der neunziger Jahre« betitelt ist, physische Aktivität als eine Methode aufgeführt, die den Blutdruck um »ein paar Millimeter Quecksilbersäule reduziert«. Ihre Potenz wird geringer als eine Plazebomedikation (d.h. eine Zuckertablette ohne Wirksubstanz) eingeschätzt. Ähnlich deklassiert wird in diesem Artikel bezeichnenderweise nur noch der vielsagend mit »Psycho« umschriebene Aspekt. Im großen Lehrbuch für Innere Medizin von Siegenthaler[64] wird die physische Aktivität im Zusammenhang mit der Hypertoniebehandlung nur gerade in einem Satz erwähnt: »Eine angepaßte sportliche Tätigkeit in Form von Radfahren, Laufen oder Schwimmen kann(!) hierbei unterstützend wirken.« Unterstützend meint dabei... zur Senkung des Übergewichts und der Fett- und Zuckerstoffwechselstörungen. Natürlich läßt sich damit argumentieren, daß die weiter oben zitierten Ergebnisse allesamt noch sehr neu sind und daher ihren Niederschlag in der zurückhaltenden und eher konservativen Schulmedizin noch gar nicht gefunden haben. Indes kann man sich des öfteren des Eindrucks nicht erwehren, daß sie vielmehr einfach übergangen werden.

Ich erinnere mich in diesem Zusammenhang an einen Vortrag des Leiters einer großen deutschen Studie, in der über 30000 Personen im Hinblick auf die Entwicklung eines Herzinfarktes beobachtet wurden. Allen wurde zu Beginn der Beobachtungszeit Blut entnommen und dieses im Labor nach insgesamt 60 verschiedenen Aspekten untersucht. Außerdem wurde etwas Plasma eingefroren, so daß auch in Zukunft noch weiterführende Untersuchungen möglich sein werden.

Der Referent berichtete über vorläufige Ergebnisse dieser Studie, die in ihrer Art sicher eine der größten und anspruchsvollsten ist. Einerseits bestätigten sich offenbar bereits bekannte Risikofaktoren für die Entwicklung einer koronaren Herzkrankheit. Besonderes Gewicht legte der Vortrag auf zwei Blutwerte, das Serumcholesterin und die sogenannten High-Density-Lipoproteine (HDL).

Andererseits gelang im Rahmen von genetischen Untersuchungen die vollständige Aufklärung von zwei bestimmten Enzymen im Bereich des Fettstoffwechsels. Diese sind nun offenbar keineswegs immer ganz gleich aufgebaut. Vielmehr kommen sie bei verschiedenen Menschen in verschiedenen Varianten vor, wovon einige das Auftreten eines Herzinfarktes eindeutig zu begünstigen scheinen.

Der Referent schloß daraus, daß es in erster Linie genetisch festgelegt sei, ob ein Mensch im Verlauf seines Lebens einen Herzinfarkt erleide oder nicht. Im übrigen sei es vor allem wichtig, im konkreten Fall jeweils die beiden erwähnten Blutwerte, das Serumcholesterin und den HDL-Spiegel sowie das Verhältnis der beiden Werte zueinander festzustellen. Sei dieses ungünstig, so müsse eine medikamentöse Therapie mit Hilfe eines sogenannten Lipidsenkers eingeleitet werden.

Schwierig, bei solchen Vorträgen innerlich unabhängig zu bleiben! Die Referenten sind ausgewiesene Fachleute. Man wird mit Zahlen, Fakten, Statistiken und Fachbegriffen überschwemmt. Die Präsentation ist professionell und beeindruckend und nimmt alle modernen Medienhilfsmittel wie Diapositive, Computergrafiken und Textverarbeitung zu Hilfe. Wissenschaftlichkeit, Exaktheit und fachliche Reputation sind kombiniert mit dem diskussionslosen und dominanten Anspruch auf Autorität und Wahrheit.

In solchen Vorträgen (oder ganz allgemein: in diesem Rahmen der »Wissenschaftlichkeit«) scheinen Dinge wie »gesunde Ernährung« oder eben »körperliche Bewegung« wenig Platz zu haben. Mehr noch, es besteht die Tendenz, sie als naiv abzustempeln und sie mit intellektuellem Hochmut in den Bereich der Unwissenschaftlichkeit zu verweisen. So war es auch im erwähnten Vortrag. Selbst der inzwischen klassische Risikofaktor des Rauchens wurde nur erwähnt, um ihn angesichts der Bedeutung der genetisch bestimmten Enzymmuster mit einem leichten Lächeln abzuwerten. Von einem positiven Effekt körperlicher Bewegung war ohnehin nicht die Rede. Statt dessen wurde ausgiebig über medikamentöse Therapien diskutiert, über Substanzklassen, Dosierungen, Wirkungsmechanismen und statistische Untersuchungswerte.

Zum Glück gab es in diesem Fall jemanden im Publikum, einen erfahrenen Kardiologen, der es sich dank seiner Reputation leisten konnte, in der anschließenden Diskussion darauf hinzuweisen, daß an seiner Klinik immer noch das Rauchen der Risikofaktor Nummer eins der Herzinfarktpatienten sei. Er mußte aber mehrfach insistieren, bevor der Referent schließlich zugab, daß Medikamente erst eingesetzt werden sollten, wenn die folgenden drei Strategien erfolglos geblieben wären: nicht rauchen, genügend körperliche Bewegung und gesunde Ernährung.

Gerade für die gesunde Ernährung gilt das gleiche wie für die körperliche Aktivität. Man kann ein ganzes Medizinstudium absolvieren, ohne daß die Namen von Bircher-Benner oder Kollath ein einziges Mal fallen. Ich habe wissenschaftliche Überblicksartikel über die Geschichte der Ernährungsforschung gelesen, die bei Paracelsus und Sanctorius im 16. Jahrhundert beginnen und jeden Forscher, der etwas zum Wissen über Ernährung beigetragen hat, bis in die Neuzeit säuberlich auflisten.[65] Bircher-Benner und Kollath finden sich nicht darunter.

Die moderne Physik gibt Schützenhilfe

Vielleicht ist es wirklich so, daß die meisten Wissenschaftler ihre Überzeugungen, die sie in der Tradition ihrer Ausbildung mitbekommen haben, mit ins Grab nehmen? Oder liegt es daran, daß vielen Beobachtungen und Hypothesen ein Mangel an soliden Begründungen gegenübersteht? Vielleicht ist es nicht zufällig, daß gerade die Streßtheorie von Selye derart unbestritten Anerkennung findet. Sein Konzept der unspezifischen Reaktion des Körpers auf Stressoren, die Leistungsfähigkeit und Widerstandsfähigkeit erhöhen, ist in sich geschlossen, und die Aufklärung der entsprechenden biochemischen Mechanismen läßt wenig Fragen offen.

Schon Lorenz' Theorie hängt da viel mehr in der Luft. Zwar scheint die Theorie des Triebmechanismus durchaus abgesichert, aber die Erklärung, weshalb es überhaupt so etwas wie Triebe gibt, bleibt aus. Die Formulierung, daß Tier und Mensch eine bestimmte Umwelt »erwarten« und entsprechend darauf eingerichtet sind[66], ist vage und überzeugt in ihrer funktionellen Denkweise nicht. Allgemein fehlt eine theoretische Grundlage, die den Boden für größere Zusammenhänge abgeben könnte. So sind zum Beispiel die Erkenntnisse zur Wirkungsweise der körperlichen Bewegung recht vielfältig. Sie reichen von der Senkung der Geschlechtshormonspiegel[67] durch körperliche Bewegung über die Ankurbelung des Gehirnstoffwechsels[68] bis zu schwerem gentheoretischem Geschütz[69]. Aber insgesamt bleibt doch alles Stückwerk und im zusammenhanglosen Detailwissen verhaftet.

Genau an diesem Punkt vermag nun die physikalische Theorie der Nichtlinearen Systeme Wesentliches zu leisten. Einerseits kann sie begründen, warum die bisherigen Erklärungsversuche unbefriedigend ausgefallen sind, ja geradezu ausfallen müssen. Andererseits liefert sie die Basis für ein wesentlich tieferes Verständnis der komplexen Mechanismen, die beispielsweise den günstigen Einfluß der körperlichen Aktivität auf die Gesundheit bewirken.

Aber viel mehr noch als das. Sie stellt einen gemeinsamen Rahmen für alle in diesem Kapitel dargestellten Erkenntnisse dar. »Nicht schonen – belasten!« heißt das neue Paradigma, das gerade durch seine facettenreiche Abstützung eine Ausstrahlung weit über die Grenzen der Präventivmedizin hinaus erhält und eine körperliche, psychische und gesellschaftliche Dimension erhält. Die Theorie der Nichtlinearen Systeme verleiht diesem Paradigma Tiefe und Substanz und zeigt, daß es sich dabei um eine fundamentale Einsicht in die Struktur des Menschen handelt, die ihm zu einer integralen und seinem eigentlichen Wesen zutiefst entsprechenden Gesundheit verhilft.

3. Die Theorie der Nichtlinearen Systeme

Einleitung

In diesem Kapitel weht ein anderer Wind. Die Physik gibt den Ton an! Als Physiker fühle ich mich ihr natürlich verpflichtet. Als Mediziner und vor allem als Lehrer kenne ich aber auch das Bedürfnis des Nicht-Physikers, von abstrakten Formeln und Definitionen möglichst verschont zu bleiben. Im folgenden möchte ich versuchen, beiden Standpunkten gerecht zu werden.

Einerseits werde ich in diesem Kapitel besonders genau auf formale und inhaltliche Klarheit achten. Es werden wichtige Begriffe eingeführt, die ich in diesem Kapitel nur in ganz präzise definierter Art verwende. Jeder der formulierten Sätze läßt sich in einem der zitierten Werke dokumentieren. Auf diese Weise wird ein sicherer Boden bereitet, worin die weiteren Überlegungen verwurzelt bleiben sollen.

Andererseits werde ich bewußt eine populärwissenschaftliche Sprache benützen, die nur elementare physikalische Kenntnisse voraussetzt. Natürlich kann aber auf einen gewissen physikalischen Tiefgang nicht verzichtet werden. Nur wer die Theorie der Nichtlinearen Systeme in ihren wesentlichen Zügen begriffen hat, ist in der Lage, ihre tiefe Verwandtschaft zum Leben in ihrer ganzen Tragweite zu ermessen.

Die Theorie der Nichtlinearen Systeme ist eine neuere physikalische Theorie, die dem großen Gebiet der Thermodynamik, der Wärmelehre, zuzurechnen ist. Sie heißt so, weil sie mathematisch mit Hilfe von sogenannten nichtlinearen Gleichungen beschrieben wird, Gleichungen also, worin die Unbekannten nicht nur in der ersten Potenz (d.h. linear), sondern auch zum Beispiel im Quadrat vorkommen. Nichtlineare Gleichungen werden vor allem bei der Erforschung unstetiger Vorgänge wie Explosionen, plötzliche Materialbrüche oder hohe Windgeschwindigkeiten benutzt.[70] Schon die Wissenschaftler des 19. Jahrhunderts waren in etwa mit diesen Gleichungen bekannt. Ihre Bedeutung konnten sie aber nicht ermessen, weil sie die entsprechenden mathematischen Hilfsmittel noch nicht zur Verfügung hatten. Die klassische Mathematik liefert nur die Methoden zur exakten Lösung von linearen Gleichungen. Nichtlineare Systeme sind ihr nicht zugänglich.

Erst das Aufkommen schneller und leistungsfähiger Computer und die in diesem Zusammenhang entwickelten mathematischen Methoden machten solche Systeme einem tieferen Verständnis zugänglich. Dies ist besonders amüsant, wird doch der Computer oft als Inbegriff der mechanischen Einfalls- und Geistlosigkeit angesehen. Im Fall der Nichtlinearen Systeme enthüllte er vor staunenden Naturwissenschaftleraugen eine Welt, wie sie farbiger, kreativer und im wahrsten Sinne lebendiger nicht sein könnte.

Nichtlineare Systeme, so zeigt sich heute allenthalben, sind anders als lineare Systeme. Sie zeigen eine bemerkenswerte Tendenz zur Strukturbildung, was allgemein als Selbstorganisation bezeichnet wird, und eine Art Steigerungsform: chaotisches Verhalten. Der deutsche Physiker Hermann Haken[71] und der russische Chemiker Ilya Prigogine[72] gehören zu den bedeutendsten Protagonisten dieser neuen Entdeckungen. In meinen Ausführungen werde ich besonderes Gewicht auf jene Aspekte der Theorie der Nichtlinearen Systeme legen, die ein tieferes Verständnis des »Phänomens Leben« ermöglichen. Dazu kann ich mich auf eine ganze Reihe von Publikationen anderer wissenschaftlicher Autoren stützen. Was hat Leben mit moderner Physik zu tun? Wir nähern uns in diesem Kapitel ein schönes Stück der Beantwortung dieser Frage.

Entropie

Thermodynamik beschäftigt sich mit dem Verhalten von Systemen im Hinblick auf Variable wie Temperatur, Wärme, Druck, Volumen u.ä. Isolierte Systeme sind Systeme, die weder Energie noch Materie mit der Außenwelt austauschen. Ihr Verhalten wird durch den Zweiten Hauptsatz der Thermodynamik zusammengefaßt, wie ihn Claudius formulierte.[73] Er definierte dazu eine bestimmte Funktion S, die jedem Zustand des Systems eine Zahl zuordnet. Er nannte diese Funktion Entropie. Wie sie im konkreten Fall definiert wird, spielt hier keine Rolle. Wichtig ist nur, daß der Zweite Hauptsatz aussagt, daß sich ein abgeschlossenes System so entwickelt, daß die Entropie monoton zunimmt. Ihr Maximum schließlich erreicht sie im Gleichgewichtszustand. Claudius benutzte eine geradezu kosmische Ausdrucksweise: Die Entropie der Welt strebt einem Maximum zu. Im Gleichgewichtszustand bleibt die Entropie konstant. Man sagt auch: Es wird keine Entropie mehr erzeugt.

Jeder zukünftige makroskopische Zustand des isolierten Systems kann also nur gleiche oder höhere Entropie aufweisen als der gegenwärtige Zustand. Eine Umkehrung dieser Entwicklung ist nicht möglich. L. Boltzmann interpretierte vor mehr als hundert Jahren diese Entropiezunahme als fortschreitende Desorganisation. Entropie ist somit ein Maß für die Unordnung des Systems, und der Zweite Hauptsatz der Thermodynamik bedeutet damit, daß sich ein abgeschlossenes System immer auf den Zustand maximaler Unordnung hin entwickelt. Das Gegenteil, die Erzeugung von Ordnung, von Struktur, ist damit ausgeschlossen. In einem isolierten System ist also im Grunde nur Desorganisation möglich; jede Struktur wird über kurz oder lang auf dem Weg ins thermodynamische Gleichgewicht zugunsten der Entropievermehrung zerstört.

Folgendes Beispiel zeigt, wie sehr diese Aussage mit unserer Erfahrung aus dem täglichen Leben übereinstimmt. Gießen wir heißes und kaltes Wasser aus je einem Kübel in ein Bad zusammen, so ist es nur eine Frage der Zeit, bis das Wasser eine angenehm lauwarme Temperatur erreicht hat. Physikalisch gesehen ist dies Ausdruck einer maximalen Durchmischung des heißen und des kalten Wassers, mithin einer maximalen Zunahme der Unordnung der Wasserteilchen. Ist dieser Zustand einmal erreicht, so werden wir wohlig und entspannt das Bad genießen, denn wir wissen genau, daß wir niemals befürchten müssen, daß wir uns plötzlich die Füße verbrühen und uns am Kopf erkälten, weil sich das heiße und das kalte Wasser wieder trennen. Physikalisch wird uns dies durch den Zweiten Hauptsatz garantiert, der die plötzliche Abnahme der Unordnung ausschließt.

Isolierte Systeme sind allerdings sehr selten. Im Grunde sind sie eine Abstraktion (auch das Bad ist natürlich kein völlig isoliertes System). Reale Systeme sind höchstens abgeschlossen (d.h., sie tauschen Energie, aber nicht Materie mit der Umwelt aus) oder dann sogar offen (d.h., sie tauschen Energie und Materie mit der Umwelt aus). Die Formulierung des Zweiten Hauptsatzes läßt sich leicht auf solche Systeme erweitern. Die Entropie setzt sich dann aus zwei Beiträgen zusammen, einem, der den Entropieaustausch mit der Umgebung darstellt, und einem, der die interne Entropieerzeugung wiedergibt. Der Zweite Hauptsatz sagt dann nur, daß die interne Entropie immer zunimmt.

Wichtig ist nun, daß nichtisolierte Systeme Strukturbildung zulassen. Die gesamte Entropie (d.h. im Boltzmannschen Sinne die Unordnung) in einem derartigen System kann nämlich mit der Zeit durchaus abnehmen. Bedingung ist nur, daß der Austausch von Entropie, d.h. der erste Beitrag, so gestaltet ist, daß er den Beitrag der inneren Entropieerzeugung übertrifft. Mit anderen Worten: Ein beobachtetes System kann durchaus an Ordnung zunehmen, wenn es nur in seiner Umgebung genügend (d.h. mindestens kompensierend) viel Entropie (Unordnung) erzeugt.

Ein gutes Beispiel dafür liefert die Kristallisation in einer gesättigten Lösung.[74] Der Zusammenschluß von anfänglich ungeordneten Molekülen zu einem geometrischen Kristallgitter stellt eine Zunahme der Ordnung, mithin eine Abnahme der Entropie im System dar. Dieses ist abgeschlossen, d.h., es tauscht mit der Umgebung keine Materie, wohl aber Energie aus. Der Vorgang der Kristallisation ist nämlich exotherm, d.h., es wird thermische Energie aus der kristallinen Phase in die Umgebung abgeführt. Diese wird dadurch spürbar erwärmt, ihre Entropie nimmt zu. Genaue Berechnungen zeigen, daß in der Tat die Entropie des Gesamtsystems genau um den durch den Zweiten Hauptsatz der Thermodynamik vorgeschriebenen Betrag wächst.

Damit ist insbesondere ein Problem, worüber im 19. Jahrhundert viel gerätselt wurde, zumindest entschärft. Nach dem Zweiten Hauptsatz schien nämlich schon die bloße Existenz von Leben ein thermodynamisches Paradoxon darzustellen. »Der Traum jeder Zelle, zwei zu werden« (F. Jacob)[75], bedeutet nämlich angesichts des unvergleichlich hohen Organisationsgrades selbst des einfachsten Organismus eine gewaltige Abnahme der Entropie im System. Auch hier läßt sich aber zum Beispiel anhand der Vermehrung eines Bakteriums wie E. coli in einem Kalorimeter zeigen, daß die thermodynamische »Schuld« durch Abführen von Energie an die Umgebung ordnungsgemäß beglichen wird.

Der Vergleich der Bildung eines Kristalls mit jener einer neuen Zelle ist allerdings nur auf dieser Ebene gerechtfertigt. In Wirklichkeit unterscheiden sich die beiden Prozesse in entscheidender Weise. Zentral ist in diesem Zusammenhang die Tatsache, daß die Kristallisation ein Gleichgewichtsprozeß ist. Das System der gesättigten Lösung bewegt sich unter geeigneten Bedingungen auf den Gleichgewichtszustand der Kristallisation hin. Ist dieser Zustand erreicht, so wird es in diesem Zustand verharren. Einen solchen Prozeß bezeichnet man als konservative Selbstorganisation.[76]

Kontakt mit der Umwelt kann einem solchen konservativ selbstorganisierten System im allgemeinen jetzt nur noch schaden. Wird der Kristall zum Beispiel ins Wasser gebracht, so wird sich ein Teil seiner Substanz darin lösen, bis ein neues Lösungsgleichgewicht entstanden ist.

Systeme in der Nähe des Gleichgewichtes

Gleichgewichtsprozesse waren während langer Zeit einziger Gegenstand des Interesses der klassischen Thermodynamik. Erst vor kurzem hat sich ein vollständiger Wandel der Betrachtungsweise ergeben, und man beginnt die konstruktive Rolle der Thermodynamik der Nichtgleichgewichtsprozesse zu verstehen. Zuerst sollen einige grundlegende Begriffe an einem wichtigen Beispiel verdeutlicht werden.

Man stelle sich eine homogene Flüssigkeit zwischen zwei Grenzplatten vor. Das ganze System soll auf eine bestimmte Temperatur erwärmt werden. Die Flüssigkeit nimmt dann den Gleichgewichtszustand ein, der dadurch charakterisiert ist, daß sich alle Flüssigkeitsteilchen absolut zufällig durcheinander bewegen. Nun soll die Temperatur einer der beiden Platten für kurze Zeit geändert werden.[77] Ein solcher Einfluß, der zufällig entsteht und lokal und meistens schwach einige Eigenschaften des Systems beeinflußt, wird als Störung bezeichnet.

Im Falle einer kurzen Temperaturstörung an einer der beiden Platten wird der Effekt sehr gering sein, weil die Temperatur rasch wieder gleichförmig wird und ihren ursprünglichen Wert annimmt. Die Störung wird also verschwinden, das System wird keine Spur mehr davon bewahren. Ein solches System, bei dem Störungen früher oder später völlig ausgeglichen werden, heißt asymptotisch stabil.

Nun sollen aber die Grenzplatten neu konstant auf unterschiedliche Temperaturen eingestellt sein. Zum Beispiel soll die untere Grenzplatte die Temperatur T_1 haben, die höher sein soll als die Temperatur T_2 der oberen Grenzplatte. Man sagt, dem System werde eine bestimmte Randbedingung auferlegt.[78] Die Temperaturdifferenz soll vorläufig gering sein.

Natürlich nimmt die unterste Schicht der Flüssigkeit von der Platte Wärme auf, und die oberste gibt Wärme an die andere Platte ab, so daß beide Platten die Temperaturen der jeweiligen Grenzschicht annehmen. Dazwischen pendeln sich die Temperaturen ein, es entsteht ein Temperaturgradient. Sobald sich dieser Zustand eingestellt hat, verändert sich von außen gesehen nichts mehr: die Parameter, die das System beschreiben, bleiben konstant. Es entsteht auch nicht etwa ein Teilchenstrom, solange man sich nicht zu sehr von der gleichmäßigen Temperaturverteilung entfernt. Dies hängt mit der Viskosität, der Zähigkeit der Flüssigkeit zusammen, die eine sonst entstehende Strömung unterdrückt.

Auf den ersten Blick könnte man hier von einem neuen Gleichgewicht sprechen, das entstanden ist. Dem ist aber nicht so, wie folgende Überlegung zeigt. Temperatur bedeutet Bewegung der Teilchen. Der Temperaturgradient, der durch die Randbedingung aufrechterhalten wird, bedeutet eine gewisse Ordnung. Die schneller bewegten Teilchen finden sich in der Nähe der unteren (heißeren) Platte, die langsameren Teilchen weiter oben. Ein solcher Zustand, dessen Parameter sich nicht mehr verändern, der aber nicht etwa dem Gleichgewichtszustand entspricht, heißt stationär. Man kann also sagen: Durch das Anlegen einer Randbedingung wird das System daran gehindert, den Gleichgewichtszustand zu erreichen. Statt dessen stellt sich ein stationärer Zustand ein, der dadurch gekennzeichnet ist, daß Parameter wie Temperatur und Dichte zwar zeitlich konstant, aber innerhalb des Systems nicht mehr uniform sind. Noch etwas unterscheidet den neuen Zustand vom Gleichgewichtszustand. Die einzelnen Flüssigkeitsteilchen stoßen ständig zusammen. Dabei bricht immer auch ein Stück Ordnung zusammen (um sogleich erzwungenermaßen durch die beheizten Platten wiederhergestellt zu werden). Die schnelleren Teilchen werden im Durchschnitt langsamer, die langsameren etwas schneller. In jedem Moment wird also etwas Unordnung erzeugt, d.h., es entsteht Entropie. Andererseits ist das System aber doch stationär, d.h., alle Parameter, insbesondere auch die Entropie, sind konstant. Wenn also bei konstanter Entropie in der Flüssigkeit ständig Entropie entsteht, so muß diese offenbar nach außen abgeführt werden. Dies geschieht auch tatsächlich, indem die Flüssigkeitsteilchen beim Zusammenstoßen wie beim Billardspiel laufend Energie übertragen. Insgesamt entsteht im System ein ständiger, konstanter Energietransport von der unteren zur oberen Platte. Die Energie wird dann von der oberen Platte in die Umgebung abgeführt. Das System selber, die Flüssigkeit, hält also eine konstante Ordnung aufrecht, aber nur dadurch, daß es in der Umgebung ständig Unordnung erzeugt. Diese Entropieerzeugung geschieht dadurch, daß Energie durch die Flüssigkeit hindurch vom Reservoir höherer Temperatur in jenes tieferer Temperatur fließt.

Es gibt also noch einen weiteren entscheidenden Unterschied zwischen Gleichgewichtszustand und stationärem Zustand: Jener erzeugt keine Entropie, während dieser bei konstanter innerer Entropie die Entropie der Umgebung ständig erhöht.

Ein stationärer Zustand kann also dadurch erreicht werden, daß man über dem System auferlegte Randbedingungen dieses dazu zwingt, sich vom Gleichgewicht wegzubewegen. Es ist, als ob man eine Kugel, die sich am Grund eines Topfes im Gleichgewicht befindet, dazu zwingt, aus dem Gleichgewicht heraus in einen neuen Zustand zu gehen. In Anlehnung an derartige Beispiele spricht man auch etwa von generalisierten Kräften, die auf ein solches System wirken. Die den Grenzplatten auferlegte Temperaturdifferenz ist eine solche generalisierte Kraft.[79] Solange diese generalisierten Kräfte klein sind, ist die Auslenkung vom Gleichgewicht klein, und die entstehenden »Flüsse« (hier zum Beispiel die Wärmediffusion) sind linear abhängig von ihnen. Man spricht daher von »linearer Thermodynamik« oder von der Situation »in der Nähe des Gleichgewichtes«, was eine mehr qualitative Bezeichnung ist.

Wie steht es mit der Stabilität eines stationären Prozesses in der Nähe des Gleichgewichtes? Das Theorem der minimalen Entropieerzeugung besagt, daß der stationäre Zustand im linearen Bereich des Nichtgleichgewichtes jener ist, bei dem die Entropieübertragung an die Umgebung so gering ist, wie es die Randbedingungen nur zulassen. Es drückt dies also eine Art Trägheit des Systems aus. Prigogine: »Hindern die Randbedingungen das System am Erreichen des Gleichgewichtszustandes, so tut es das nächstbeste: Es strebt den Zustand minimaler Entropieerzeugung an, also einen Zustand, der dem Gleichgewicht so nahe wie möglich kommt.«[80] (Der Gleichgewichtszustand ist ja dadurch charakterisiert, daß die Entropieerzeugung verschwindet.)

Man kann zeigen, daß dies insbesondere auch die Stabilität des stationären Zustandes bedeutet. Wie am vorhergehenden Beispiel besprochen, wird eine Störung das System nicht wesentlich beunruhigen. Sie wird abgefangen, und das System kehrt in den ursprünglichen Zustand zurück.

Zusammenfassend wurde folgendes festgestellt: Zwingt man ein thermodynamisches System durch verallgemeinerte Kräfte, sich vom Gleichgewicht zu entfernen, und sind diese Kräfte nicht zu groß, so daß das System in der Nähe des Gleichgewichtszustands verbleibt, so wird es einen stationären Zustand annehmen, der durch minimale Entropieerzeugung und Stabilität gekennzeichnet ist, der sich aber wesentlich vom Gleichgewichtszustand unterscheidet. In diesem Zusammenhang ist ein weiterer wichtiger Begriff einzuführen. Systeme, die nur über den Prozeß der Energieausbreitung entstehen und sich behaupten, nennt man dissipative Strukturen.[81] Sie heißen so, weil sie dabei immer hochwertige Energie (zum Beispiel kinetische Energie oder Energie aus einem Reservoir höherer Energie) in wertlosere Energie (zum Beispiel Reibungswärme oder Energie eines Reservoirs tieferer Energie) umwandeln. Durch ihre Aktivität erhöhen sie die Entropie der Umgebung laufend. Unser Beispiel mit der Flüssigkeit zwischen den beiden Platten ist ein dissipatives System.

Systeme fern vom Gleichgewicht

Daß das Gesetz der geringsten Entropieerzeugung nur in der Nähe des Gleichgewichtes gilt, war seit seiner Formulierung klar.[82] Was aber würde mit Systemen geschehen, die durch entsprechende Randbedingungen in einen Zustand weit vom Gleichgewicht entfernt gezwungen werden? Viele Jahre wurden große Anstrengungen gemacht, um das Theorem der minimalen Entropieerzeugung auf solche Systeme zu verallgemeinern. Prigogine: »Es war eine große Überraschung, als schließlich gezeigt wurde, daß thermodynamisches Verhalten in großer Entfernung vom Gleichgewicht ganz anders, ja sogar entgegengesetzt sein konnte, als es nach dem Gesetz der minimalen Entropieerzeugung zu erwarten gewesen wäre.«

Experimentell war diese Tatsache eigentlich schon lange zugänglich. Das Beispiel mit den beiden eine Flüssigkeit begrenzenden Platten wurde nicht zufällig ausgewählt. Es handelt sich dabei um die Versuchsanordnung zur sogenannten »Bénard-Instabilität«. Diese Anordnung hat nämlich noch einige Überraschungen auf Lager, die in der Tat Physiker und Mathematiker heute noch beschäftigen, obwohl sie schon um die Jahrhundertwende erstmals untersucht wurde.

Erhöht man nämlich die Temperaturdifferenz zwischen den Platten mehr und mehr, so geschieht zunächst nicht viel. Ab einem kritischen Schwellenwert hingegen ändert sich das Verhalten der Flüssigkeit schlagartig: Es setzt eine makroskopische Bewegung ein. Das Bemerkenswerte daran ist, daß die Bewegung nicht etwa zufällig, sondern sogar sehr wohlgeordnet ist. »Zunächst bilden sich walzenförmige lange Zellen, die der Gestalt des Gefäßes folgen. Im Verlauf einiger Stunden weichen die Walzen einem Muster von überwiegend sechseckigen Zellen, die schließlich die gesamte Schicht erfüllen. Ersetzt man schließlich die obere Grenzplatte durch Luft konstanter Wärme, so entstehen perfekte Sechsecke, die wie Zellen einer Honigwabe angeordnet sind, die sogenannten Bénard-Zellen.«[83]

Die Erscheinung, welche diesem Verhalten zugrunde liegt, ist die sogenannte Konvektion.[84] Sie ist jedermann

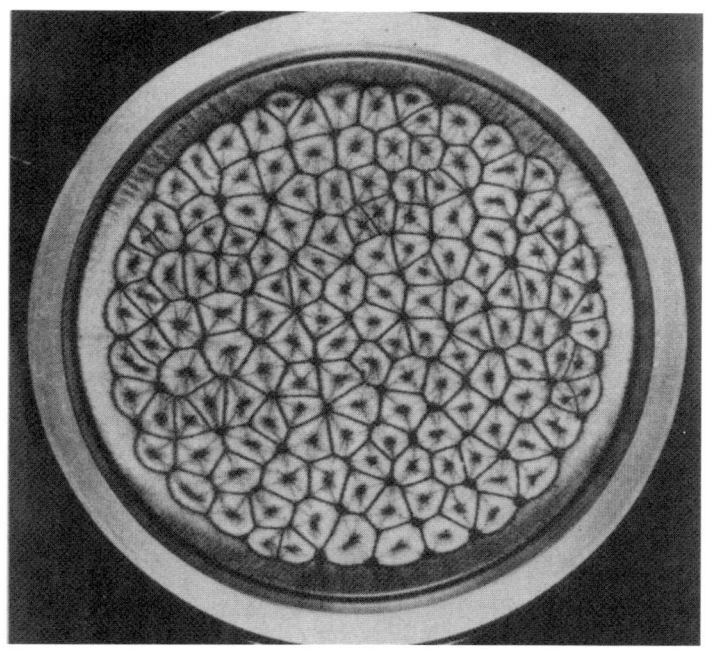

Abb 1: Konvektion. Eine von unten erhitzte Flüssigkeit bildet
honigwabenähnliche Bénard-Zellen.

vertraut, der schon einmal eine kochende Suppe beobachtet hat oder heiße Luft über dem Feuer aufsteigen
fühlte. Grundlegende Prinzipien, welche diesem Phänomen zugrunde liegen, waren schon im 19. Jahrhundert
bekannt. Sie sollen hier kurz besprochen werden, weil sie
wiederum grundsätzliche Mechanismen illustrieren, die
für das Verständnis des folgenden wesentlich sind.

Da die untere Grenzplatte eine erhöhte Temperatur
aufweist, dehnt sich die untere Schicht der Flüssigkeit
aus, so daß sich ihre Dichte verringert. Infolgedessen
möchte sie nach oben steigen, während die oberen, kälte-
ren Schichten eher absinken möchten. Die Viskosität der
Flüssigkeit wirkt dieser Tendenz entgegen. Betrachten

wir konkret eine kleine Flüssigkeitszelle in der Schicht, die sich in der Nähe der heißen unteren Grenzplatte befindet. Sie dehnt sich aus, und ihre Dichte wird geringer. Solange sie in ihrer Position verbleibt, ist sie aber ringsherum von Flüssigkeit derselben Temperatur und Dichte umgeben; sie bewegt sich also nicht. Wird die Zelle aber zufällig durch eine geringe Fluktuation auch nur ein winziges Stückchen aus ihrer Position abgelenkt, so spürt sie sofort einen Auftrieb. Dieser will sie nach oben drängen. Unterhalb einer kritischen Temperatur gewinnt die Viskosität, die Zelle sinkt wieder zurück in ihre Position. Die Störung wird gedämpft. Oberhalb der kritischen Temperaturdifferenz reißt sich die Zelle aber los, die Störung verstärkt sich.

Unterhalb der kritischen Temperaturdifferenz hat man es also mit dem bereits beschriebenen stationären Zustand der Wärmediffusion zu tun. Er ist stabil: Störungen werden gedämpft. Der Zustand ist nahe beim Gleichgewicht. Die verallgemeinerte thermodynamische Kraft ist schwach, es handelt sich um eine lineare Situation.

Oberhalb der kritischen Temperaturdifferenz wird die kleine Erststörung verstärkt. Eine kleine Vergrößerung des Temperaturgradienten führt zu größten Veränderungen des Wärmeflusses. Deshalb bezeichnet man diese Situation als nichtlinear. Wie spektakulär sie eigentlich ist, wird erst klar, wenn man sich bewußt wird, wie wohlgeordnet die entstehende Bewegung ist. Für die Bildung der sechseckigen Zellen müssen ungefähr 10^{21} Teilchen[85] in koordinierte Bewegung versetzt werden, und dies wohlgemerkt trotz der zufälligen thermischen Bewegung jedes einzelnen. Die minimale Schwankung, die zufällige Auslenkung einer kleinen Flüssigkeitskugel wird verstärkt, erfaßt allmählich das ganze System und treibt es – erstaunlicherweise – nicht ins Durcheinander, sondern in eine Situation höchster Ordnung und Korrelation.

Am besten würdigt man das Erstaunliche an diesem Vorgang, wenn man sich an das Boltzmannsche Ordnungsprinzip für die Entropie hält. Danach ist die Wahrscheinlichkeit eines Zustandes groß, wenn Unordnung herrscht, wenn also die Geschwindigkeiten der Teilchen breit gestreut sind. Eine kohärente Bewegung bedeutet aber, daß sich zahllose Moleküle mit derselben Geschwindigkeit bewegen. Der Zustand der honigwabenähnlichen Sechsecke ist absolut außergewöhnlich. Er ist dermaßen speziell, daß man ihm eine Wahrscheinlichkeit von praktisch Null zuschreiben würde.[86] Vom Gesichtspunkt der Thermodynamik aus gibt es praktisch keine Chance, daß ein solches Phänomen auftreten würde. Und doch tritt es auf. Diese Ordnung entspricht gewissermaßen einer gewaltigen Schwankung, die wie von Geisterhand aufrechterhalten wird.

Nun sollen noch einige mehr technische Anmerkungen gemacht werden. Die neue Ordnung ist zwar thermodynamisch gesehen absolut erstaunlich, aber sie widerspricht nicht den physikalischen Gesetzen. Der Aufbau einer derartigen Kohärenz entspricht zwar einem gewaltigen Entropieverlust. Dieser wird aber durch die Tatsache auf das genaueste ausgeglichen, daß die Konvektion natürlich einen bei weitem besseren Transportmechanismus darstellt als die Diffusion. Damit wird aber in der Umgebung des Systems das entsprechend große Maß an Entropie erzeugt, so daß die Bilanz insgesamt wieder positiv ist. Es handelt sich also um ein ausgeprägt dissipatives System, in dem das Nichtgleichgewicht eine Quelle von Ordnung ist. Insbesondere hält sich dieses System nicht an das Gesetz der minimalen Entropieerzeugung, sondern benimmt sich sogar entgegengesetzt.

Es scheint fast, als ob jedes Volumenelement in der Flüssigkeit genau auf das Verhalten seiner Nachbarn achtgeben würde[87], um seine Rolle adäquat spielen und zur Bildung des makroskopischen Musters seinen Teil beitragen zu können. Man spricht in diesem Zusammenhang von Korrelationen, d.h. von statistisch reproduzierbaren Übereinstimmungen zwischen entfernten Teilen des Systems. Es muß hier die lange Reichweite dieser Korrelationen im Gegensatz zu der kurzen Reichweite der intermolekularen Kräfte betont werden. Die charakteristische räumliche Dimension einer Bénard-Zelle unter normalen Laborbedingungen ist jene von Millimetern, während die charakteristische Länge intermolekularer Kräfte in Ångström (10^{-10} m) angegeben wird.

In diesem Sinne übersteigt die Ordnung der Bénard-Zellen jene des Kristalls beträchtlich. Die Struktur des Kristalls ist nur die unmittelbare Konsequenz der intermolekularen Korrelation. Entsprechend ist seine Größe und seine Gestalt als Ganzes davon nicht vollständig bestimmt. In einer gesättigten Lösung wächst er grundsätzlich unbegrenzt weiter, und seine makroskopische Struktur widerspiegelt nur die Geometrie seines Kristallgitters. Anders die Bénard-Zelle. Ihre Struktur entsteht durch die erwähnten Korrelationen mit langer Reichweite, ihre Größe ist begrenzt und reproduzierbar und hängt letztlich von der Dimension und der Form des Gefäßes ab.[88] Außerdem ist der Kristall das Produkt der Gleichgewichtsthermodynamik. Er ist stabil und kann im Kontakt mit der Umwelt nur an Perfektion verlieren. Die Bénard-Zellen entsprechen hingegen einem Zustand weit vom Gleichgewicht entfernt. Sie leben gewissermaßen von der Energiedissipation, d.h. letztlich vom Kontakt mit der Außenwelt. Entsprechend ist dieser absolut notwendig. Fällt er weg, werden also die Randbedingungen nicht mehr aufrechterhalten, bricht die entstandene Struktur augenblicklich zusammen. Man nennt diesen Typ von Ordnung dissipative Selbstorganisa-

78

tion[89], im Unterschied zur konservativen Selbstorganisation des Kristalls.

Die Belusow-Zhabotinsky-Reaktion

In der Hydrodynamik (die Bénard-Instabilität ist ein Beispiel aus diesem Bereich der Physik) gehen alle Strömungen bei hinreichend großer Gleichgewichtsferne in den Zustand der Selbstorganisation über. Im allgemeinen ist Gleichgewichtsferne zwar eine notwendige, aber keine hinreichende Bedingung. Was zusätzlich noch erfüllt sein muß, zeigt ein nächstes, ebenfalls bereits klassisches Beispiel eines selbstorganisierenden Systems.

Es handelt sich dabei um die nach ihren Entdeckern benannte Belusow-Zhabotinsky-Reaktion, abgekürzt auch BZ-Reaktion genannt.[90] Im allgemeinen führen chemische Reaktionen in einem isolierten System meist zu einem chemischen Gleichgewicht. Die Konzentrationen der beteiligten Substanzen sind dann durch ein festes Verhältnis zueinander charakterisiert. Alle physikalischen Parameter bleiben konstant. Es ist der analoge Zustand zum homogenen Gleichgewichtszustand im Bénard-Problem.

Auch solche Systeme kann man vom Gleichgewichtszustand entfernen. Im Bénard-Problem tut man dies, indem man einen Energiefluß in das System einführt. Das chemische Analogon besteht darin, daß man dem System einen Massenfluß von (oder zu) der Umgebung auferlegt. Das System ist jetzt per definitionem offen (Austausch von Materie mit der Umgebung). Am übersichtlichsten ist die Situation, in der man entweder die Konzentration einer Ausgangssubstanz oder jene eines Produktes konstant hält. Hält man beide konstant, so wird die Analogie zum Bénard-Problem mit den beiden

Grenzplatten konstanter Temperatur besonders klar. Die verallgemeinerte Kraft, die das System vom Gleichgewichtszustand wegdrückt, ist jetzt nicht die Temperaturdifferenz, sondern die Konzentrationsdifferenz zum Gleichgewichtszustand.

Läßt man dem System miteinander reagierender Substanzen Zeit, sich auf die neue Situation einzustellen, so wird allmählich ein neuer Zustand entstehen, bei dem die Konzentrationen wieder konstant bleiben. Natürlich ist es nicht mehr der Gleichgewichtszustand, worin sich Hin- und Rückreaktion der Teilprozesse gerade aufheben (weil ja die Randbedingung ständig Ausgangssubstanz zuführt beziehungsweise Produkt abführt). Es handelt sich vielmehr wieder wie beim Bénard-Problem um einen stationären Nichtgleichgewichtszustand.

Meist bleibt es in chemischen Reaktionen bei dieser Situation, auch wenn man die auferlegten Randbedingungen zunehmend verschärft.[91] Für die meisten chemischen Reaktionen bleibt der stationäre Zustand ungeachtet der auferlegten Randbedingungen stabil, und Schwankungen werden wie im Gleichgewichtszustand gedämpft.

Ganz anders steht es mit der BZ-Reaktion (und einer ganzen Reihe von anderen inzwischen bekanntgewordenen Reaktionen[92]). Diese wurde 1958 von Belusow entdeckt. Man gibt dabei die verschiedenen Komponenten (zum Beispiel je eine Lösung von Kaliumjodat, Wasserstoffperoxid in verdünnter Perchlorsäure und ein Gemisch von Malonsäure und Mangansulfat) zusammen und mischt sie in einem Durchfluß-Rührkesselreaktor, wobei man die Ausgangssubstanzen mit geeigneter Geschwindigkeit ständig zupumpt. Gleichzeitig kann man mit einer entsprechenden Vorrichtung Produkt abführen. Auf diese Weise erlegt man dem System die besprochenen Randbedingungen auf, die es vom Gleichgewicht entfernen. Wie weit es davon entfernt ist, läßt sich über die Verweildauer der verschiedenen Substanzen im Kessel messen (sie hängt ja direkt mit der Größe des Materialflusses durch das System zusammen). Eine lange Verweildauer bedeutet, daß das System nahe beim Gleichgewichtszustand ist und umgekehrt.

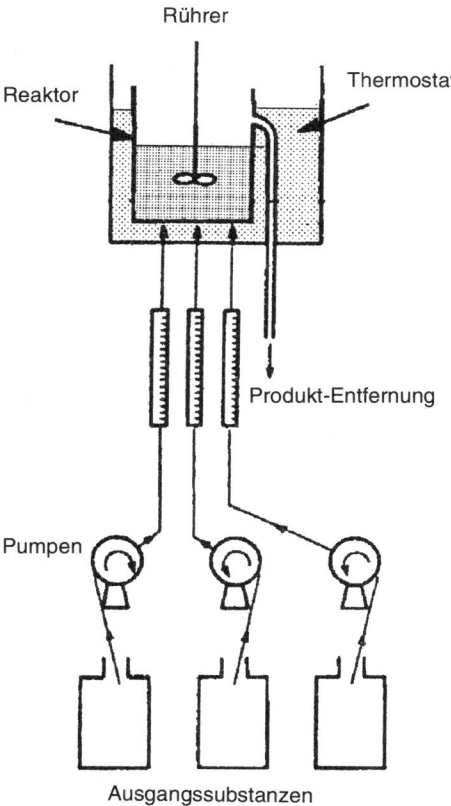

Abb. 2: Offenes chemisches System. Drei Pumpen führen dem Reaktor die Ausgangssubstanzen zu. Ein Rührer sorgt für homogene Verteilung der reagierenden Substanzen. Sobald das Volumen ein bestimmtes Limit überschreitet, wird der Überschuß aus dem Reaktor abgeführt. Mögliche Versuchsanordnung für eine Belusow-Zhabotinsky-Reaktion.

Bei langer Verweildauer zeigt das Experiment, wie bereits bemerkt, alle Eigenschaften eines stationären, stabilen Zustands, vergleichbar mit jenem des Bénard-Systems bei kleinen Temperaturdifferenzen. Wird die Verweildauer aber verkürzt, so setzt jenseits eines kritischen Schwellenwerts schlagartig ein neues Verhaltensmuster ein. Ganz plötzlich zeigt das Gemisch eine blaue Farbe, um dann einige Minuten später auf Gelb umzuschlagen, und dann wieder auf Blau, wieder auf Gelb usw. Es schwingt also auf rhythmische Art mit einer perfekt regelmäßigen Periode und Amplitude, die nur von den experimentellen Parametern abhängen und daher dem System als solchem zugehören. Die Oszillation, welche die Zeit durch eine intern erzeugte Dynamik mißt, wird oft als chemische Uhr bezeichnet.

Es muß hier betont werden, daß es sich nicht etwa um eine Art Zaubertrank mit kniffligen Ingredienzen handelt. An den Reaktionspartnern ist vielmehr überhaupt nichts Besonderes[93], so daß auch ein ausgebildeter Chemiker dieses Verhalten von drei simpel zusammengerührten Gemischen überhaupt nicht erwartet. Es erstaunt daher nicht, daß, obwohl Berichte über oszillierende chemische Reaktionen sporadisch in der Literatur des späten 19. und des frühen 20. Jahrhunderts auftauchten, diese Erscheinungen von der großen Mehrzahl der Chemiker als nicht reproduzierbar verworfen oder schlicht desinteressiert ignoriert wurden. Es waren schließlich Prigogine und Mitarbeiter an der Freien Universität Brüssel, die erkannten, daß es zum Verständnis dieser Reaktionen eine neue Thermodynamik brauchte. Prigogine erhielt dafür 1977 den Nobelpreis. Seine Arbeit ebnete den Weg für den Durchbruch des Interesses an diesen Reaktionen. Heute sind oszillierende chemische Reaktionen in den Mittelpunkt eines rasant wachsenden Zweiges der Chemie gerückt.

Nach dem bisher Gesagten ist die Interpretation der chemischen Uhr relativ naheliegend. Es handelt sich offenbar um ein chemisches Beispiel von Selbstorganisation in einem weit vom Gleichgewicht entfernten Zustand. Seine Eigenschaften sind alle mit jenen der Wabenmuster des Bénardschen Phänomens vergleichbar. Nur findet jetzt die Selbstorganisation in der Dimension der Zeit und nicht im Raum statt. Der Farbumschlag resultiert aus der Indikatorwirkung von Stärke bei anwesendem freiem Jod. Damit also die Uhr in exakt umschriebenen Perioden oszilliert, müssen zu einem genau festgelegten Zeitpunkt unzählige freie Jodmoleküle erscheinen und zu einem genau festgelegten zweiten Zeitpunkt flugs wieder alle miteinander verschwinden. Damit dies geschieht, müssen die Reaktionsschritte, die das freie Jod produzieren beziehungsweise wieder binden, im ganzen Reaktionsgefäß aufs präziseste koordiniert sein. Es gemahnt an ein gigantisches, jenseits aller Vorstellungen liegendes Turnfest, bei dem auf einmal alle Turner eine Flagge zeigen und dann wieder verschwinden lassen, ohne einen Vorturner wohlgemerkt. Dazu sind es nicht Hunderte, nicht Tausende von Turnern, sondern die Größenordnung bewegt sich im Bereich der Loschmidtschen Zahl $6 \cdot 10^{23}$! Während also beim Bénard-Phänomen durch räumliche Koordination die Homogenität des Raumes beendet wird, geschieht dasselbe bei der BZ-Reaktion mit der Homogenität der Zeit. Man sagt auch: Beim Bénard-Phänomen wird die räumliche, bei der BZ-Reaktion die zeitliche Symmetrie gebrochen.[94] Daß die beiden Phänomene in der Tat gar nicht so weit voneinander entfernt sind, mag aus folgendem ersichtlich sein: Läßt man in der Versuchsanordnung das intensive Rühren, so können sich räumliche Inhomogenitäten entwickeln, und man beobachtet den Aufbau von regelmäßigen räumlich-zeitlichen Mustern in der Form von sich ausbreitenden farbigen Wellen von beeindruckender Schönheit.

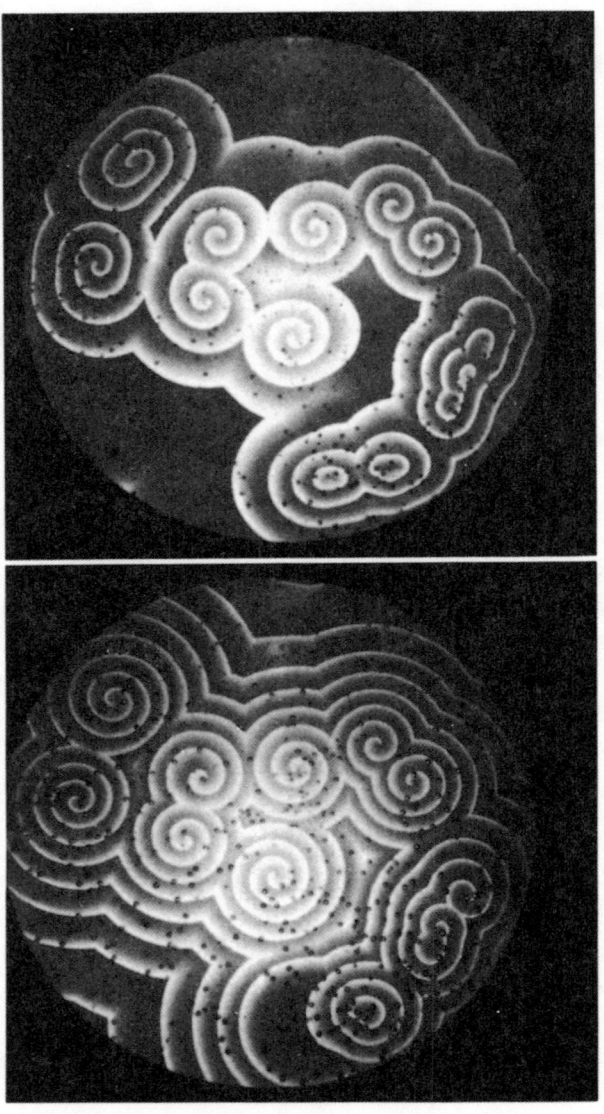

Abb. 3: Belusow-Zhabotinsky-Reaktion. Wenn auf das intensive Rühren verzichtet wird, bilden sich regelmäßige räumlich-zeitliche Muster in der Form von sich ausbreitenden (in Wirklichkeit farbigen) Wellen.

Noch einmal sei betont, daß die Formen, die bei der Selbstorganisation dissipativer Systeme entstehen, systemimmanent sind. Dies unterscheidet zum Beispiel eine chemische Uhr von einem idealen reibungslosen Pendel, das bekanntlich auch Oszillationen konstanter Amplitude und Frequenz zeigt. Stört man das Pendel, so wird seine Amplitude sofort verändert, d.h., das Pendel wird die Störung für immer »im Gedächtnis« behalten. Die BZ-Reaktion hingegen wird in den exakt gleichen Oszillationsmodus zurückfallen, mit genau derselben Amplitude und Periode wie zuvor.

Inzwischen ist eine ganze Anzahl von chemischen Reaktionen bekannt, die dasselbe Verhalten wie die BZ-Reaktion zeigen. Eine genaue Analyse ihres Mechanismus ergibt, daß sie alle mindestens einen autokatalytischen Schritt enthalten. Dies bedeutet, daß ein Produkt durch seine Anwesenheit seine eigene Produktionsrate erhöht. Es ist genau dieser autokatalytische Schritt, der der Reaktion ermöglicht, fern vom thermodynamischen Gleichgewicht eine zufällige kleine Störung so zu verstärken, daß sie das ganze System erfaßt und eine neue Ordnung entsteht.

Direkte Autokatalyse ist zwar nicht Bedingung für die Entstehung von Selbstorganisation in chemischen Reaktionen, aber immer findet sich im Design eines solchen Prozesses ein selbstbezüglicher Mechanismus, womit sich entstehende Strukturen selber verstärken. Sie werden auch als »Katalyseschleifen« bezeichnet.[95] Das Bénard-System zeigt bei genauerer Analyse im weitesten Sinne ebenfalls eine Katalyseschleife. Sie besteht darin, daß, wenn sich einmal eine erwärmte Flüssigkeitszelle losgerissen hat, über den Volumenausgleich innerhalb der Flüssigkeit sehr rasch neue Zellen in Mitleidenschaft gezogen werden, die sich ihrerseits nun bewegen und den stationären Zustand durchbrechen.

Erste Zusammenfassung

Im folgenden sollen die bisher abgeleiteten Prinzipien kurz zusammengefaßt werden. Vom thermodynamischen Standpunkt aus können wir das Verhalten von physikalischen Systemen in drei große Bereiche einteilen. Systeme können im thermodynamischen Gleichgewicht sein. Die Entropieerzeugung, die Flüsse und die verallgemeinerten Kräfte sind in diesem Zustand jeweils Null. In diesem Sinne tut sich nichts mehr in dem System; es hat seinen Endzustand erreicht. Auch der Gleichgewichtszustand kann aber strukturbildend sein. Man spricht von konservativer Selbstorganisation. Die charakteristische Länge in solchen Objekten ist mikroskopisch, vergleichbar mit der Reichweite der zugrundeliegenden Wechselwirkung. Solange sich die Umgebung nicht verändert, wird das System zeitunabhängig sein. In diesem Sinne bezeichnet man die entstehenden Objekte auch als fossil.[96]

Durch geeignete Randbedingungen kann das System daran gehindert werden, seinen Gleichgewichtszustand einzunehmen. Sind die damit verbundenen verallgemeinerten Kräfte im Verhältnis klein, so entstehen Materie beziehungsweise Energieflüsse, die von jenen linear abhängen. Das System wird dissipativ. Es tut dann sozusagen das Nächstbeste zum Gleichgewichtszustand und geht in den Zustand geringster Entropieerzeugung über. Dieser ist stationär und stabil, ist also in dieser Beziehung dem Gleichgewichtszustand sehr ähnlich.

Befindet sich das System aber in einem Zustand weit vom Gleichgewicht entfernt, sind also die Randbedingungen in gewisser Weise extrem, so kann das Verhalten des Systems ganz anders, sogar dem Gesetz der minimalen Entropieerzeugung entgegengesetzt werden. Die Entropie des Systems nimmt dann zu. Eine Schwankung, die bei Anwendung des Boltzmannschen Ordnungsprinzips zur Rückbildung verurteilt gewesen wäre, wird verstärkt, bis sie das ganze System erfaßt hat. Jenseits des kritischen Wertes des auferlegten Gradienten entsteht damit eine spontane hochgradige Ordnung, die durch Energie- beziehungsweise Materieaustausch mit der Außenwelt stabilisiert wird. Ihre Aufrechterhaltung setzt Korrelationen makroskopischer Dimension innerhalb des Systems voraus, die durch Dissipation aufrechterhalten werden. Solches Verhalten wird als dissipative Selbstorganisation bezeichnet. Die Wechselwirkung eines Systems mit der Außenwelt, seine Einbettung in Nichtgleichgewichtsbedingungen, kann so zum Ausgangspunkt für die Bildung neuer dynamischer Zustände der Materie, von supramolekularer Organisation werden.

Während die ersten beiden Zustände grundsätzlich von jedem thermodynamischen System eingenommen werden können, setzt Selbstorganisation voraus, daß das System fern vom Gleichgewicht ist, daß es mit der Umgebung mindestens Energie austauscht (d.h. nicht isoliert ist) und daß sein Mechanismus im weitesten Sinne Katalyseschleifen enthält.

Im poetischen Beispiel der Bildung von Schneeflocken sind übrigens beide Mechanismen der konservativen und der dissipativen Selbstorganisation miteinander verbunden.[97] Das zugrundeliegende Kristallgitter ist Ausdruck konservativer Selbstorganisation und kurzreichweitiger Korrelation (Wasserstoffbrücken), während die jeweilige Form der Schneeflocke die Erinnerung an die nichtgleichgewichtigen Randbedingungen während der Entstehung bewahrt. Der mikroskopische Aufbau der Schneeflocke präsentiert sich denn auch in der immer gleichen Form des Kristallgitters von Wasser, während ihre makroskopische Form eine unendlich phantasievolle Variationsbreite zeigt, weil keine Schneeflocke gleich ist wie eine andere.

Der Laser

Leben gehört in den Bereich der dissipativen Selbstorganisation. Eine verblüffende Brücke zu dieser Einsicht läßt sich über den Laser bauen, ein System, das auf der Grenzlinie zwischen natürlichem System und von Menschenhand erbautem Apparat liegt. Tatsächlich wurde das Auftreten von Lasertätigkeit auch im interstellaren Raum beobachtet.[98]

Der Mechanismus eines Lasers soll hier am Beispiel des sogenannten Festkörperlasers beschrieben werden. Auch hier lassen sich einige technische Überlegungen, die für das grundsätzliche Verständnis notwendig sind, nicht vermeiden. Obwohl sie zunächst weitab vom Interesse dieses Buches erscheinen, werden sich unerwartete und tiefliegende Parallelen zu lebenden Systemen ergeben.

Das aktive Medium bei den meisten Festkörperlasern besteht aus Kristall- oder Glasstäben von einigen Zentimetern Länge, die mit sogenannten optisch aktiven Atomen[99], zum Beispiel Chrom- oder Neodymatomen, dotiert sind. An den Endflächen des Stabes sind hochreflektierende Spiegel angebracht. Einer davon ist etwas durchlässig: Ungefähr 2% des auftreffenden Lichtes können ihn passieren. Die eingebetteten Atome werden meist mit Licht, d.h., mit einer Lampe, mit Halbleiterdioden oder mit einem anderen Laser angeregt. Man spricht in diesem Zusammenhang von optischem Pumpen. Unter dem Einfluß dieses Lichtes machen die Elektronen in den optisch wirksamen Atomen Quantensprünge. Diese Atome verhalten sich dann wie mikroskopische Antennen und senden Lichtwellen in der Größenordnung von einigen Metern Länge aus. Der Laser verhält sich in diesem Zustand wie eine Glühlampe. Die optisch wirksamen Atome senden ihr Licht unabhängig voneinander aus, d.h. in statistisch regellosen Lichtwellenzügen.

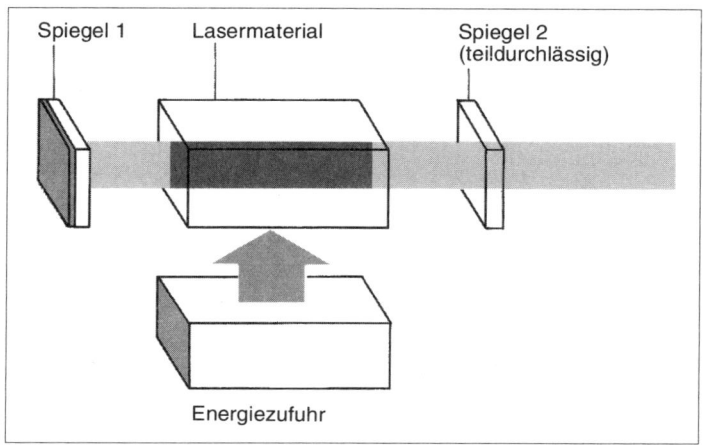

Abb. 4: Schematischer Aufbau eines Lasers. Beim Festkörperlaser besteht das Lasermaterial aus einem Kristallstab mit optisch aktiven Atomen. Die Energiezufuhr geschieht meist in Form von Licht. Die beiden hochreflektierenden Spiegel werden als Resonator bezeichnet.

Erhöht man aber die Lichtzufuhr von außen systematisch, so tritt ab einer gewissen Höhe der Energiezufuhr, der sogenannten Laserschwelle, ein vollkommen neues Phänomen auf. Der Laser erzeugt jetzt nämlich einen einzigen gigantischen Wellenzug mit einer Länge – um eine Größenordnung zu nennen – von 300000 km. Das emittierte Licht ist maximal gebündelt, maximal kohärent, und seine Intensität wächst bei gesteigerter Pumpleistung drastisch an. Es handelt sich um den bereits legendären Laserstrahl, dessen exotische Eigenschaften bekanntlich schon längst zu allerhand erstaunlichen technischen Anwendungen geführt haben.

Ausgerüstet mit dem bisher entwickelten Formalismus, läßt sich der Vorgang relativ leicht interpretieren. Nahe des Gleichgewichtes geben die Atome durch spontane Emission regellos Licht ab. Dadurch wird, unter gewissen Verlusten natürlich, die eingestrahlte Energie umgesetzt, eine stetige Quelle von Entropie. Der Laser im stationären Zustand gehorcht dem Gesetz minimaler Entropieproduktion der linearen Thermodynamik.

Wird er nun über die Laserschwelle hinweg aufgepumpt, so bedeutet dies, daß man ihn in einen Zustand fern vom thermodynamischen Gleichgewicht bringt. Jetzt ändert sich das Geschehen dramatisch. Von außen ist dies dadurch sichtbar, daß das regellose Aussenden von einzelnen Wellenzügen schlagartig einer hochgradigen Ordnung von kohärenten, gebündelten Wellenzügen gewichen ist. Der Laser ist in den Zustand der Selbstorganisation geraten! Eine dissipative Struktur ist entstanden: enormer Energietransport schafft gewaltige Ordnung.

Auf dem Hintergrund des bisher Gesagten und im Hinblick auf den Vergleich mit natürlichen Systemen muß die Suche nach einer katalytischen Schleife aufgenommen werden. Sie findet sich im Mechanismus der bereits von Einstein postulierten sogenannten stimulierten Emission.[100] Danach kann die Rückkehr eines Atoms aus dem angeregten Zustand nicht nur spontan erfolgen, sondern auch ausgelöst durch den Einfall einer Lichtwelle von geeigneter Frequenz. Während bei der spontanen Emission, wenn also das angeregte Atom von selber wieder in den Grundzustand zurückkehrt, der ausgesendete Wellenzug zufällig in verschiedene Richtungen emittiert wird, löst bei der stimulierten Emission der Einfall der geeigneten Lichtwelle die Emission eines Duplikates, einer zweiten Lichtwelle der genau gleichen Frequenz, der gleichen Phase und der gleichen Richtung aus. Das optisch aktive Atom wirkt damit gewissermaßen als winzi-

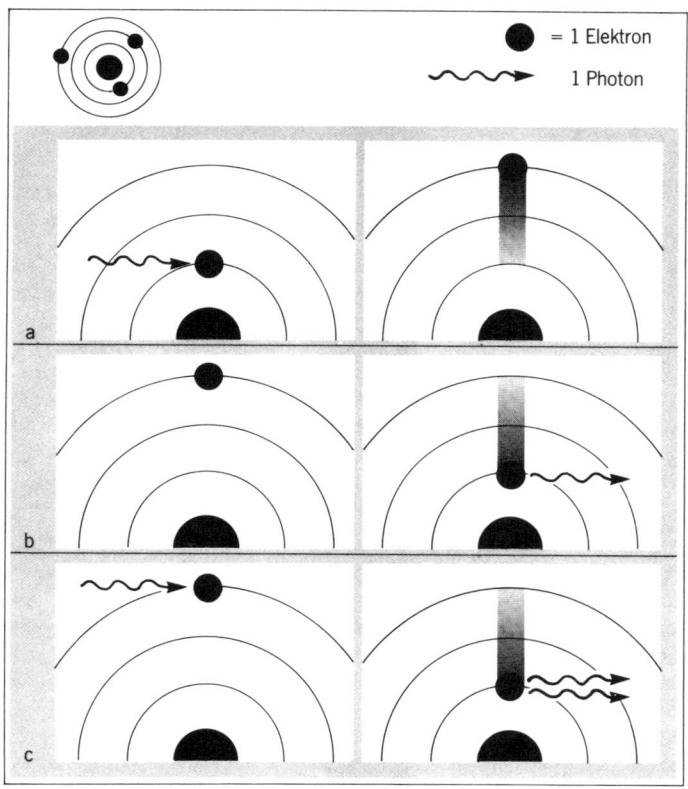

Abb. 5: Die wichtigsten Prozesse bei der Anregung von Atomen.
a) Das Elektron absorbiert eine Lichtwelle (ein Photon) und springt
in einen angeregten Zustand. b) Das Elektron kehrt spontan in den
Grundzustand zurück und emittiert eine Lichtwelle. c) Stimulierte
Emission. Das Elektron kehrt beim Auftreffen einer Lichtwelle von
geeigneter Frequenz in den Grundzustand zurück und emittiert
dabei eine zweite Lichtwelle der genau gleichen Frequenz, der
gleichen Phase und der gleichen Richtung.

ger Verstärker, es verstärkt die eingestrahlte Lichtwelle
mit einer zweiten, zu ihr völlig kohärenten. Diese Verstärkung entspricht der gewünschten Katalyseschleife.

Voraussetzung für eine stimulierte Emission ist aller-

dings, daß sich mehr optisch aktive Atome im emittieren-
den aktiven Zustand als im absorbierenden Grundzustand befinden. Diese Situation nennt man Inversion.
Damit wird auch die Bedeutung der Laserschwelle unmittelbar klar: Es ist die grenzwertige Pumpleistung, bei
der, wird sie überschritten, eine Inversion entsteht. In
diesem Moment können spontan emittierte Photonen lawinenartig verstärkt werden und zur Selbstorganisation
des Lasers führen.

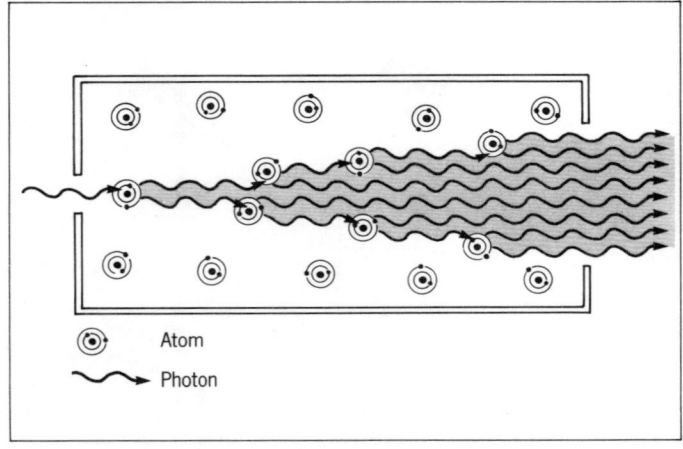

Abb. 6: Lawinenartige Lichtverstärkung bei der Selbstorganisation
des Lasers.

Nach der grundsätzlichen Klärung der zur Lasertätigkeit führenden Mechanismen soll noch ein weiteres Prinzip am Beispiel des Lasers erörtert werden. Bei genauer
Analyse stellt man nämlich fest, daß die beiden Spiegel
an den Enden des Laserstabes bisher gar nicht benutzt
wurden. Nach dem bisher Gesagten genügt nämlich, daß
auf den mit optisch aktiven Atomen angereicherten Laserstab genügend viel Energie gepumpt wird, um eine
Inversion entstehen zu lassen. Die in Richtung der Stab-

achse emittierten Lichtwellen durchlaufen eine relativ große Wegstrecke durch den Kristall und werden dabei verstärkt. Ist der Verstärkungsfaktor groß genug, so tritt dann in Vorwärtsrichtung intensives, gebündeltes Licht auf, das als Superstrahlung bezeichnet wird. Die Verstärkung der meisten Materialien ist aber zu gering, um Superstrahlung zu erreichen. Eine Erhöhung der Verstärkung könnte natürlich durch Verlängerung des laserfähigen Materials erreicht werden. Dem sind aber technische Grenzen gesetzt. Statt dessen werden nun die beiden parallelen Spiegel angebracht. Nach Reflexion an ihnen durchläuft das Licht das Material erneut und wird weiter verstärkt, so daß sich die Lichtintensität permanent erhöht, bis sich schließlich ein Endzustand einstellt. Wellentheoretisch betrachtet ist das Ergebnis eine stehende Welle, die sich zwischen den beiden Spiegeln aufbaut. Es läßt sich zeigen, daß sich nur einzelne Frequenzen für den Aufbau einer solchen stehenden Welle eignen. Bestimmend ist der Abstand zwischen den beiden Spiegeln. Das Spiegelsystem wird daher als Resonator[101] bezeichnet, die stehende Welle muß gewisse Resonanzbedingungen erfüllen. Sie wird dann in Anlehnung an Resonanzzustände zum Beispiel einer Saite auch als Mode bezeichnet. Wieder bestimmt die makroskopische Konfiguration des Systems wesentlich die Form seiner Selbstorganisation. Insbesondere baut sich diese Mode trotz regelloser Art der Energiezufuhr (zum Beispiel Licht aus einer Lampe) mit großer Regelmäßigkeit und Genauigkeit auf. Ein konservatives System würde sich bei vergleichbar unregelmäßiger Anregung völlig unregelmäßig verhalten (vergleiche wiederum das oszillierende Pendel).

Lebende Systeme

Laser, so wurde bereits gesagt, bilden eine Brücke zu lebenden Systemen. Bevor darauf näher eingegangen wird, soll bemerkt werden, daß es kein Zufall ist, wenn im Zusammenhang mit der nichtlinearen Thermodynamik der Begriff des Lebens ins Spiel kommt.[102] Schon 1971 stellte der Biophysiker Katchalsky die These auf, daß jedes System, das eine große Anzahl nichtlinearer Elemente einschließt, durch erhöhten Energiedurchsatz in hohes Ungleichgewicht getrieben werden kann und dann das typische Verhalten der Selbstorganisation dissipativer Systeme aufweist. Er sprach von Autopoiese, d.h. von der Fähigkeit, sich selbst ständig zu erneuern, und zwar so, daß die Struktur gewahrt bleibt. Da in der Tat biologische Systeme viele der Bildung dissipativer Strukturen besonders förderliche Eigenschaften aufweisen, wäre zu erwarten, daß sich in der Biologie reichlich viele solche Beispiele finden.

So funktionieren biologische Systeme offensichtlich unter Bedingungen weit entfernt vom Gleichgewicht. Ein Organismus als Ganzes nimmt kontinuierlich Flüsse von Energie (zum Beispiel Sonneneinstrahlung im Zusammenhang mit der Photosynthese) und solche von Materie (in der Form von Nahrungsmitteln) auf, die er in völlig andere Abfallprodukte verwandelt, diese an ganz anderen Orten weiterverwendet beziehungsweise an die Umwelt abgibt.

Biologische Systeme zeigen weiter eine große Zahl von chemischen Reaktionen und Transportphänomenen, deren Regelung in hohem Maße von nichtlinearen und oft in »Katalyseschleifen« angeordneten Faktoren molekularen Ursprungs abhängt (wie etwa Aktivation, Inhibition, direkte Autokatalyse etc.). Auf zellulärer Ebene beobachtet man zahlreiche starke Inhomogenitäten. So ist zum Beispiel die Konzentration von Kalium-Ionen in den Zellen des Nervensystems wesentlich höher als in der äußeren Umgebung, während das Gegenteil für die Natrium-Ionen der Fall ist. Solche Ungleichheiten, die Randbedingungen entsprechen und einen weit vom Gleichgewicht entfernten Zustand implizieren, ermöglichen Prozesse wie die Leitung von Aktionspotentialen, die eine wichtige Rolle im Leben spielen. Sie werden aufrechterhalten auf Grund von aktivem Transport und bioenergetischen Reaktionen wie Glykolyse oder Atmung, die ihrerseits, zum Teil durch Experimente erwiesen[103], alle Merkmale der dissipativen Selbstorganisation aufweisen. Diese mehr allgemeinen Überlegungen sollen nun durch einige Beispiele illustriert werden, in welchen die Beziehung zwischen physiko-chemischer Selbstorganisation und biologischer Ordnung besonders eindrücklich ist.

Eines dieser Beispiele ist der Schleimpilz Dictyostelium discoideum.[104] Diese Spezies unterhält einen interessanten Lebenszyklus. Im Normalfall handelt es sich um eine Kolonie von Amöben, die durchaus einzeln leben können. Sie bewegen sich mit Pseudopodien (d.h. kleinen, wechselnden Ausstülpungen des Zellplasmas), ernähren sich vor allem von Bakterien und vermehren sich über Zellteilung. Nun kann es natürlich geschehen, daß diese Amöben zu hungern beginnen. Im Labor kann dies willkürlich provoziert werden, in der Natur sind es ungünstige Umweltbedingungen. Man beobachtet, daß nun die einzelnen Zellen nicht einfach sterben. Vielmehr durchläuft das System als Ganzes eine spektakuläre Verwandlung. Haben die Amöben vorher eine Population von isolierten Zellen gebildet, so verbinden sie sich nun zu einer Masse, die aus mehreren Zehntausenden von Zellen besteht. Dieses »Pseudoplasmodium« kann sich fortbewegen, um bessere Bedingungen zu finden. Währenddessen erfährt es dann eine Differenzierung, wobei sich die Form ständig verändert. Es bildet sich ein Stiel, der etwa ein Drittel der Zellen umfaßt und reichlich Zellulose enthält. An der Spitze des Stiels bildet sich ein Kopf aus Sporen, die sich ablösen und verstreuen und, sobald sie in Kontakt mit einem geeigneten Nährboden kommen, sich zu einer neuen Amöbenkolonie ausbilden. Ein spektakuläres Beispiel von Anpassung an die Umwelt! Eine nomadisierende Population, die in einem Gebiet lebt, bis die vorhandenen Reserven erschöpft sind, und sich dann einer Metamorphose unterzieht, die ihr die Mobilität verleiht, um in eine andere Umgebung vorzudringen.

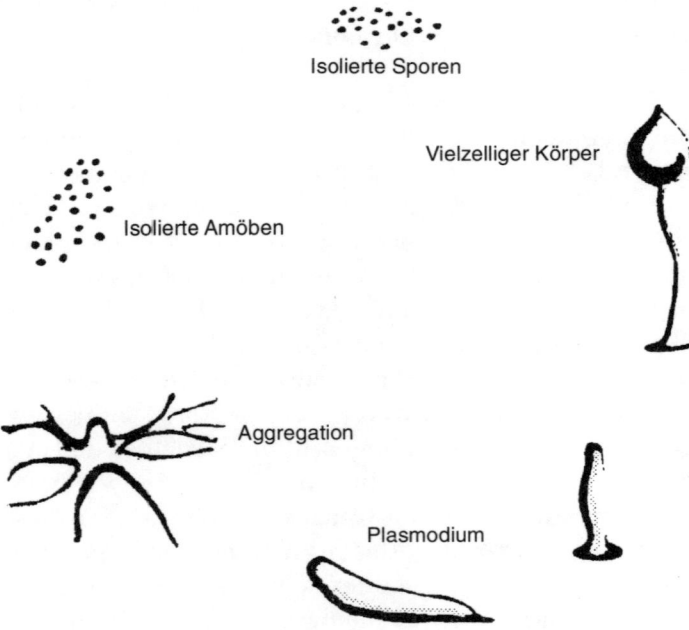

Abb. 7: Lebenszyklus der Amöbe *Dictyostelium discoideum* (Schleimpilz).

Das Stadium der Aggregation wurde detailliert untersucht. Dabei ergaben sich erstaunliche Parallelen zur Selbstorganisation des Lasers. Als Reaktion auf den Hunger beginnen nämlich einige Amöben, den in der Natur weitverbreiteten Botenstoff cAMP (zyklisches Adenosinmonophosphat) auszuscheiden. Dieser diffundiert in Form einer konzentrischen Welle in die Umgebung der aktiven Zelle. Wird nun eine andere Amöbe von diesem Signal erreicht, so beginnt sie ihrerseits, in ebenfalls konzentrischen Wellen cAMP abzusondern. Die Ähnlichkeit mit der stimulierten Emission von Licht durch die optisch aktiven Atome im Laser ist frappant, und sie wird noch größer, wenn man den zugrundeliegenden Mechanismus berücksichtigt. Das cAMP wird nämlich von einem membranständigen Enzym produziert, das seinerseits wieder durch die Anwesenheit von cAMP aktiviert wird. Auf diese Art verstärkt also das cAMP seine eigene Produktion, ein klassisches Beispiel für eine katalytische Schleife.

Die Bildung des Pseudoplasmodiums ist schließlich die Folge davon, daß die Amöben dem Konzentrationsgradienten des cAMP nachwandern. Es klingt unglaublich, aber die beiden Mechanismen der »stimulierten Emission« von cAMP und der chemotaktischen Ausrichtung der Amöben nach dem Konzentrationsgradienten von cAMP reichen aus, um die Bildung des schlanken Schleimpilzes mit seinen Sporen zu ermöglichen. Versuche und Modellbildungen konnten dies zeigen.

Es soll nochmals auf die bedeutsame Analogie zwischen dem biologischen System »Schleimpilz« und dem Apparat »Laser« hingewiesen werden. Formal entsprechen die Amöben den optisch aktiven Atomen des Lasers, das cAMP den von den Atomen ausgesendeten Lichtwellen und der Pilz selber dem maximal kohärenten Laserstrahl. Der Pilz zeigt alle Merkmale makroskopischer Korrelation und Symmetriebrechung durch Selbstorganisation. Den Spiegeln des Resonators entspricht bei genauerem Nachdenken die chemotaktische Bewegung hin auf das Konzentrationszentrum von cAMP, die verhindert, daß der Botenstoff letztlich ohne Wirkung in die Umgebung diffundiert.

Welcher Faktor bringt denn aber das System der Amöben in einen gleichgewichtsfernen Zustand? Was sind also die gleichgewichtsfernen Randbedingungen? Es ist der Hunger! Eine Antwort, die zwar naheliegend ist, dennoch aber zumindest etwas Unbehagen bereiten kann, scheint sie doch jenseits physikalischer Realität zu liegen. Hunger, so würde man meinen, ist ein Gefühl, bestenfalls eine physiologische Größe und vielleicht ein Thema für die Verhaltensforschung. Als (verallgemeinerte) Kraft, die ein System in Gleichgewichtsferne bringt, scheint er aber doch ziemlich ungeeignet. Unsere physikalische Intuition entscheidet sich unwillkürlich für direkt meßbare und quantifizierbare Größen wie Temperatur, Geschwindigkeit oder Konzentration einer Substanz, Größen, deren Wechselwirkung mit dem System mechanistisch erklärt werden kann. Hunger klingt – in diesem Zusammenhang – etwas zu metaphysisch.

Es sind nun aber gerade Ergebnisse neuerer Forschung, welche diese Argumentation entkräften, indem sie ein, wenn auch noch rudimentäres, Modell davon entwickeln, welche biochemischen Mechanismen dem Hunger zugrunde liegen könnten. Genauer gibt dieses Modell, das aus der Genetik stammt, eine naturwissenschaftliche Erklärung, wie die Abwesenheit des Nährstoffes Glukose beim Bakterium E. coli zur Auslösung verschiedenster »Verdauungsvorgänge« führt. Man ist heute der Ansicht, daß dieses Modell recht gut erklärt, was Hunger im weitesten Sinne physiologisch sein könnte, und daß der entsprechende

Mechanismus vielleicht sogar repräsentativ für die Verhältnisse beim Menschen ist.[105]

Es ist ein günstiger Umstand für dieses Buch, daß ein Begriff wie »Hunger« so weit bis zu seinen biochemischen Wurzeln verfolgt werden kann und daß diese Wurzeln übrigens sogar explizit in den Zusammenhang mit der Theorie der Selbstorganisation gebracht werden.[106] Es soll daher die Mühe nicht gescheut werden, die entsprechenden Zusammenhänge exemplarisch im Detail abzuhandeln, obwohl dafür auch einige grundlegende Prinzipien der Genetik eingeführt werden müssen.

Das Erbgut eines Lebewesens wird bekanntlich im Zellkern in Form von DNS, Desoxyribonukleinsäure, gespeichert. Es handelt sich dabei um ein langes fadenförmiges Molekül, das die besagte Information mittels der Anordnung der vier chemischen Basen Adenin, Cytosin, Guanin und Thymin speichert. Der genetische Code besagt, daß immer drei solcher Basen, ein sogenanntes Basentriplett oder Codon, eine Aminosäure kodieren. Das gesamte Eiweiß, zum Beispiel ein Enzym, ist eine Sequenz von mehreren hundert Aminosäuren. Auf der DNS entspricht ihm eine Sequenz von ebenso vielen Codons, ein sogenanntes Operon. Die einzelnen Operons sind linear aneinandergefügt, aber dazwischen gibt es immer wieder größere Basensequenzen, deren Bedeutung entweder unklar ist oder, im aktuell besprochenen Zusammenhang wichtig, im »Management« des Operons liegt.

Das in der DNS kodierte Erbgut muß letztlich in die entsprechenden Proteine übersetzt werden. Dies geschieht, indem zunächst eine chemisch leicht modifizierte Kopie (eine »RNS-Kopie«) von einem Operon angefertigt wird, die den Kern verläßt und zu den Ribosomen, den eigentlichen Produktionsstätten der Proteine, wandert, wo sie als Vorlage dient. Diesen Vorgang nennt man

Transkription. Je größer die Transkriptionsrate, je mehr RNS-Kopien also angefertigt werden, desto größer wird die entstehende Menge des entsprechenden Proteins. Die Produktion muß an die Bedürfnisse angepaßt werden, welche ihrerseits von der augenblicklichen Situation des betreffenden Organismus abhängen. Es geht also um die Kontrolle der Protein-Syntheserate. In diesen Kontext gehört nun die erwähnte Interpretation des Hungers.

Das Bakterium E. coli benützt als Energielieferanten für seinen Stoffwechsel, wie die meisten anderen Organismen auch, Glukose. Wenn dieser Nährstoff fehlt, dann muß sein Stoffwechsel etwas unternehmen, um das Nährstoffdefizit zu überwinden. In diesem Fall, und nur dann, begnügt das Bakterium sich mit dem zweitbesten Nährstoff, nämlich mit anderen Zuckern, zum Beispiel Laktose. Dies ist ein Zweifachzucker, bestehend aus einem Molekül Glukose und einem Molekül Galaktose. Damit er für das Bakterium verwertbar ist, muß er zuerst enzymatisch aufgeschlossen werden. Dies geschieht mit Hilfe des Enzyms Galaktosidase. Eigenartig ist nun, daß dieses Enzym bei Anwesenheit von Glukose im Nährmedium nicht synthetisiert wird. Dies geschieht vielmehr nur, wenn es an Glukose mangelt. Die Synthese von Galaktosidase ist die »Hungerreaktion« des Bakteriums.

Etwas plakativ läßt sich also sagen: Auf Hunger reagiert das Bakterium mit vermehrter Synthese von Galaktosidase. Die molekulare Basis dieses Mechanismus ist ebenfalls aufgeklärt. Ein wichtiger Hinweis war die Beobachtung[107], daß Glukose über mehrere Stoffwechselschritte direkt die Konzentration von cAMP in E. coli vermindert. Umgekehrt wird bei Abwesenheit von Glukose vermehrt cAMP synthetisiert. Es ist dasselbe cAMP, das von den Schleimpilz-Amöben als Botenstoff ausgesendet wird. Man sieht also, daß die vermehrte Produktion von cAMP bei Hunger gar keine spezifische Strategie des

Schleimpilzes ist. Die Produkton von cAMP ist im Gegenteil ein ganz allgemein in das Phänomen »Hunger« involvierter Mechanismus.

Das cAMP, das bei Abwesenheit von Glukose synthetisiert wird, lagert dann an ein bestimmtes, als CAP (Catabolitgen-Aktivator-Protein) bezeichnetes Eiweiß an. Dieser Komplex aus CAP und cAMP bindet danach an einen sogenannten Promotor. Ein Promotor ist eine Basensequenz unmittelbar vor dem eigentlichen Operon, woran sich die RNS-Polymerase, das Enzym, das für die Transkription verantwortlich ist, bindet. Er sorgt also dadurch, daß er für die RNS-Polymerase eine Andockungsstelle bietet, für den Beginn der Transkription. Dadurch wird die Transkriptionsrate um ungefähr den Faktor 50 erhöht. Entsprechend entstehen plötzlich beträchtliche Mengen des Proteins, der Galaktosidase, das dem Bakterium die Laktose als zusätzliche Nahrung erschließt.

Das zeigt, daß der anfänglich deplaziert wirkende Begriff des Hungers in eine Kausalkette von physiologischen Reaktionsabläufen aufgeschlüsselt werden kann. Die Abwesenheit von Glukose enthemmt die Produktion von cAMP und kann damit direkt als Randbedingung identifiziert werden, die das System des Schleimpilzes in einen Zustand fern vom Gleichgewicht überführt. Selbstorganisation kann also beim Aufbau von komplexen Strukturen des Lebens eine direkte Rolle spielen.

Beispiele von erwiesener dissipativer Selbstorganisation beginnen sich denn auch in der Biologie zu häufen.[108] Ähnlich wie die Aggregation des Schleimpilzes läßt sich die Entwicklung der Hydra erklären. Dies ist ein besonders einfaches Wasserlebewesen, das bei der Durchtrennung seines Körpers wieder je einen Fuß und einen Kopf nachbildet. Mathematische Simulationen benötigen zur Modellierung dieses Vorganges unter Berücksichtigung der Prinzipien der Selbstorganisation einen Anregungs- und einen Hemmstoff. Es gibt Hinweise darauf, daß dasselbe Prinzip bei so unterschiedlichen Vorgängen wie der Entwicklung der Seeanemone, bei der Ausknospung von Pflanzenstengeln und bei der Streifenbildung von Zebras auftritt.

Ein anderes experimentell untersuchtes Beispiel der Selbstorganisation ist die Entstehung der Nervenbahnen zwischen Sinnesorganen und Gehirn. Man durchtrennte dazu die Nervenleitung zwischen Augen und Gehirn eines Frosches und ließ sie wieder neu zusammenwachsen, und zwar so, daß der Frosch Teile seiner Umwelt auf dem Kopf stehend sehen mußte. Nach kurzer Zeit war der Frosch wieder in der Lage, richtig zu sehen, was man zum Beispiel an der Art feststellen konnte, wie er nach einer Fliege schnappte. Die Verbindungen mußten sich in ihrer Funktionsweise so verändert haben, daß wieder ein einheitliches, richtiges Übertragungsschema zustande kam. Die damit verbundene fundamentale Frage war, wie Sehzellen des Auges bereits während ihres Wachstums mit der jeweiligen Nervenzelle des Gehirns verbunden werden. Das Experiment zeigt, daß sich die Verbindung vom Auge zum Gehirn selbst organisiert. Nervenfasern, die einen Ausschnitt des Bildes in richtiger Orientierung übertragen, bilden dabei jene Fluktuationen, die schließlich bis zum Endzustand verstärkt werden.

Wohin man blickt, sei es auf die Embryogenese, die Pflanzenphysiologie, das Zentralnervensystem, die Nervenbahnen[109], das Startverhalten von Zugvögeln oder die Organisation eines Ameisenhaufens, überall scheinen die Prinzipien der dissipativen Selbstorganisation zu vielversprechenden Ansätzen zu führen. Prigogine: »Es scheint heute sogar, daß die meisten biologischen Vorgänge auf Mechanismen beruhen, an denen deutlich wird, daß das Vorhandensein belebter Materie weit vom Gleichgewicht entfernte Bedingungen voraussetzt...«[110]

4. Selbstorganisation als Schlüssel zum Leben

Die Statue des David

Wer hat die berühmte Statue des David in Florenz gemacht? Nun, Michelangelo war es. Jeder weiß das und kennt die Geschichte, wie sich Michelangelo als junger Bildhauer in den Steinbrüchen von Carrara herumtrieb und auf einen mächtigen Block weißen Marmors stieß. Es war Abfallgestein, von anderen Bildhauern zurückgelassen, und es brauchte wohl die Fähigkeiten eines Michelangelo, um die Form zu erkennen, die sich ihm aufprägen ließ. In geduldiger Arbeit meißelte er die Figur und erweckte den Stein zum Leben. Die hohe Stirn, die kühne Nase, die ein wenig zu großen Hände. Welcher lebende Mensch vermag so locker und kraftvoll dazustehen wie dieser David, der doch, man glaubt es kaum, eine steinerne Seele hat.

Keine andere Geschichte demonstriert meines Erachtens anschaulicher die Gedanken, die sich ein anderer Gigant der Kulturgeschichte, Aristoteles, machte, als er über das Sein philosophierte. Der Marmorblock, würde Aristoteles sagen, ist potentielles Sein. Er enthält erst die Möglichkeit des David und ist selber ungeformte Materie. Damit dieses Sein »in potentis« zu einem Sein »in actu« wird, braucht es die Form. Alles, was potentielles Sein hat, so Aristoteles, strebt danach, aktuelles Sein zu haben.[111] Alle Wesen streben nach mehr Aktualität, mehr Bestimmtheit, mehr Form. Dieses Streben nannte Aristoteles den Eros. Die Welt ist von Eros beseelt.

So kraftvoll und poetisch dieser Gedanke erscheint, so wenig befriedigt er im Rahmen der heutigen Denkweise. Man wird nämlich sogleich mit größter Trockenheit einwerfen, daß der Marmor in keiner Weise vom Eros beseelt war, David zu werden. Denn Marmor, man weiß es, besteht aus einem regelmäßigen Gitter von Atomen, die sich in einem perfekt stabilen Zustand befinden.

Natürlich: es braucht Michelangelo für die Entstehung des David, es braucht einen Schöpfer als Ursache für die Veränderung des Marmorblocks. Ein Gedanke, der übrigens auch Aristoteles durchaus nicht verborgen blieb. Dieser Schöpfer hat eine Vorstellung, einen Plan, die seinen Hammer und seinen Meißel lenken.

David ist also der Wirklichkeit gewordene Plan Michelangelos, und er verweist mit seiner Existenz zurück auf seinen Schöpfer. Jacques Monod machte in diesem Zusammenhang ein interessantes Gedankenexperiment. Er stellte sich vor, eine außerirdische Kultur schicke eine Sonde auf die Erde, um herauszufinden, ob diese von vernunftbegabten Lebewesen bevölkert sei. Es stellt sich dann natürlich die Frage, mit welchem Programm die Sonde ausgerüstet werden soll, um dieses zu erforschen. Die Idee dazu ist jetzt naheliegend: Die Sonde soll sich nach künstlichen Gegenständen umsehen. Gibt es solche, dann gibt es auch einen Schöpfer, der nach Plan und Vorstellung vorgegangen ist, mithin auch über die Fähigkeit zum Denken verfügt.

Nach welchen Kriterien soll die Sonde aber entscheiden, ob es sich bei einem geprüften Objekt tatsächlich um einen Kunstgegenstand handelt? Monod gibt sie an. Es sind Regelmäßigkeit, Symmetrie und Wiederholung. Falls nun die Sonde, mit einem solchen Programm ausgerüstet, auf der Erde landet, wird sie alle Objekte, die sie auf ihrer Forschungsreise antrifft, nach diesen drei Kriterien analysieren. Eine Weile wird es gutgehen, und sie wird zu richtigen Resultaten gelangen. Sie wird zum Beispiel einen Stein begutachten und diesen folgerichtig als natürlichen Gegenstand bewerten. Auch eine Wolke wird sie angemessen beurteilen, desgleichen einen Fluß oder einen Berg. Auch ein Messer, ein Taschentuch oder ein Auto werden zutreffend als »Kunstgegenstände« identifiziert.

Welchen Entscheid wird die Sonde aber treffen, so fragt sich nun Monod, wenn sie eine Bienenwabe untersucht? Sie wird auf einen Kunstgegenstand tippen, und dies, wie man zugeben muß, zu Recht. Was wird sie aber tun, wenn sie etwa ein Pferd untersucht? Monod: Sie wird ohne Zweifel an die Empfangsstation funken, daß sie soeben ein erstaunlich raffiniertes Fortbewegungsmittel entdeckt habe, dessen Erfinder über beträchtliche Geistesgaben verfügen müsse!

Wer ist der Erfinder des Pferdes? Eine Frage, die gewiß nicht mehr so einfach zu beantworten ist wie jene nach dem Schöpfer Davids. Und doch gibt es wohl keine Kultur, keinen Menschen sogar, der sie nicht irgendeinmal stellte. Früheren Zeiten war die Bewunderung der Natur meist ein direkter Zugang zur Religiosität. Die Menschen vermuteten in Analogie zum Bildhauer einen oder mehrere Schöpfer der Welt, die alles eigenhändig geschaffen hatten, angefangen vom Himmelsgewölbe, in welches sie die Sterne hängten, bis zur Erde mit ihrer wundervollen und vielfältigen Natur. Das unermeßliche Wunder des Lebens vor allem war ihnen stets der höchste Beweis eines göttlichen Schöpfers.

Das Zeitalter der Moderne hat zum Begriff des Wunders bekanntlich ein gebrochenes Verhältnis. Nach wie vor sind viele Naturwissenschaftler der Überzeugung, daß letztlich alles naturwissenschaftlich erklärbar sei, wenn man nur mit genügend Geduld, Können und Rücksichtslosigkeit in die Komplexität der Materie und ihre Gesetzmäßigkeiten eindringe. Es ist allerdings gerade die Komplexität der untersuchten Strukturen, die den Glauben an die universale Erklärbarkeit der Welt allmählich wieder ins Wanken bringt. Jede der verschiedenen Naturwissenschaften scheint nämlich im Verlauf der letzten Jahrzehnte dasselbe Schicksal zu erleiden. Auf der Jagd nach den letzten Zusammenhängen spielt die Natur offensichtlich ein tückisches Spiel. Wie in einem Spiegelsaal öffnen sich vor dem Jäger endlose Fluchten von Räumen und Gängen, und je weiter man in sie eindringt, desto verwirrlicher wird das Vexierspiel, bis sich der Forscher bald die Augen reibt und eingestehen muß, daß er den Überblick verloren hat. Wie so oft wurde auch in dieser Beziehung die Physik als erste mit dieser Entwicklung konfrontiert. Die Zeiten, als Einstein von der Entdeckung der Weltformel träumte, sind wohl längst vorbei. Oder, wie Prigogine es formulierte[112]: »Der Glaube an die Einfachheit der Welt auf mikroskopischer Ebene gehört längst der Vergangenheit an.« Genauso verhält es sich mittlerweile in ungezählten anderen naturwissenschaftlichen Disziplinen. So schien, um nur ein Beispiel zu nennen, im Bereich der Reizübertragung des Nervensystems eine übersichtliche Situation mit einigen wenigen, funktionell gut definierten Neurotransmittern zu herrschen. Inzwischen ist die Zahl dieser Substanzen auf fünfzig oder mehr angestiegen, und die vermeintlich einfache Verschaltung der Neuronen hat sich als eine hochkomplexe Welt im kleinen entpuppt. Also doch ein Wunder?

Wer hat die ungezählten Wunder unserer Welt gemacht? Wer hat die vielfältigen Muster des Lebens gewoben? Wie wird aus unbelebter Materie die Skulptur des Lebens, unübertroffen in ihrer Schönheit, in ihrer Funktionalität und in ihrer Komplexität? Die Ideen der Selbstorganisation, wie sie im vorangegangenen Kapitel entwickelt wurden, lassen eine neue, unvermutete Antwort erahnen. Es ist, als ob Aristoteles doch mit seiner Annahme recht hatte, daß die Welt vom Eros, von einem gestalterischen Willen durchdrungen sei. Die Thermodynamik der gleichgewichtsfernen Systeme scheint ihm einen naturwissenschaftlichen Namen zu verleihen und etwas von ihm zu verstehen, ohne das Staunen darüber zu verlieren. Es könnte durchaus sein, so wird allmählich in

Umrissen klar, daß die große Geschichte von der Gestaltung des Lebendigen der Vorstellung des Aristoteles viel näher kommt, als dies jene der Entstehung Davids in der Werkstatt von Michelangelo tut. Denn der Künstler, der das Kunstwerk des Lebens schuf, brauchte ganz offenbar keinen Hammer, um dem Stein von außen die Form aufzuzwingen. Nein, auf uns immer noch verborgene Art scheint er die Kunst zu verstehen, die Statue aus sich selber werden zu lassen. So ist, genauer besehen, das Wachstum eines Baumes nicht weniger verwunderlich, als ob eines Tages der schlacksige David von selber aus dem Block des schneeweißen Carrara-Marmors herabgestiegen wäre.

Der Mensch ist kein Uhrwerk

In der Tat liegen Welten zwischen dem David aus Stein und seinem lebenden Vorbild. Die Statue ist ein Kind des thermodynamischen Gleichgewichts, ähnlich dem Kristall im zweiten Kapitel. Der Mensch ist als Lebewesen ein hochkomplexes, weit vom thermodynamischen Gleichgewicht entferntes selbstorganisierendes System.

Es ist nicht erstaunlich, daß die echte Davidstatue längst nicht mehr vor dem Palazzo Vecchio in Florenz steht, sondern durch eine Kopie ersetzt wurde, während das Original peinlichst bewacht und abgeschirmt in einem vollklimatisierten Museumsraum der Galleria Accademica steht. Es spiegelt dies, wie bereits besprochen, eine typische Eigenschaft aller Systeme im thermodynamischen Gleichgewicht: Sie können im Kontakt mit der Außenwelt nur verlieren. In den Worten von Prigogine: »Damit wir ein System im Gleichgewicht erhalten, müssen wir es vor den Strömen, aus der die Natur besteht, schützen. Es muß gewissermaßen in Dosen gefüllt und auf Flaschen gezogen werden, wie in Goethes Faust, damit es überleben kann.« Schon der Marmorblock litt unter dem Kontakt mit dem Meißel Michelangelos. Unter der Einwirkung der äußeren Kräfte zerfiel und zersplitterte er. Die geschickten Hände des Bildhauers schufen dabei eine neue Gleichgewichtssituation: die Statue des David. Dieser neue Gleichgewichtszustand aber ist wiederum nur so lange endgültig, wie die Statue nun vollständig von außen abgeschottet wird. Sobald sie Kontakt mit der Umwelt hat, wird sie unweigerlich den Weg in Richtung maximaler Entropie des Gesamtsystems gehen. Das bedeutet: Abnützung. Der Wind streift an ihr vorbei, der Regen prasselt an ihr herunter, die Tauben setzen sich auf sie und bespritzen sie mit ihrem scharfen Kot, der eine chemische Reaktion mit dem Marmor eingehen wird. Autoabgase bilden Säuren, die am Stein nagen, und selbst die Schwerkraft hängt sich an die Arme des David und wird früher oder später ganz prosaisch zu Ermüdungsbrüchen führen. Sogar im klimatisierten Museumsraum ist der arme David vor dem Zahn der Zeit nicht sicher. Dringt nämlich, so wie neulich, ein Mann mit Hammer ins Museum ein, so ist das Ende der Geschichte der Verlust einer Zehe: ein neues, aus unserer Sicht zwar unvorteilhafteres, aus dem Gesichtswinkel der Entropie aber zweifelsohne günstigeres Gleichgewicht hat sich eingestellt. Es braucht daher insgesamt keine hellseherischen Fähigkeiten, um David sein fernes Ende vorherzusagen. Er wird ohne Zweifel auf die Länge dem Kontakt mit der Außenwelt und dem Angriff der Entropie den Tribut zollen und zu Staub werden.

Es braucht nicht erst die unverhohlene Anspielung auf den Satz »Du bist aus Staub und zu Staub sollst du wieder werden«, um sich darüber klarzuwerden, wie stark die Geschichte des David der im ersten Kapitel geschilderten üblichen Auffassung vom menschlichen Leben und Altern ähnelt. Dort wurde geschildert, wie sehr alle Theorien des Alterns auf dem Gedanken der Abnützung fußen. Ob es nun die Theorien von Verschleiß oder Vergiftung sind oder die neueren, genetischen Theorien, die sich mit Replikationsfehlern oder Strahlenschäden beschäftigen, immer »nagt der Zahn der Zeit« an den Organismen. Eine Weile mögen sie ihm widerstehen, bis schließlich der Damm bricht und ihre Integrität an der Fülle der Einzeltraumen scheitert.

Man erkennt sofort, daß hier die mechanistische Vorstellung des Organismus als Maschine einmal mehr beherrschend ist. Das Lebewesen gleicht einem tickenden Uhrwerk. Die Rädchen drehen sich alle unermüdlich, die Uhr läuft korrekt und zeigt die richtige Zeit. Aber allmählich hinterläßt die stete Betriebsamkeit ihre Spuren. Die Lager nützen sich ab, die Zähne der Rädchen verlieren ihre scharfe Kontur. Die Uhr verliert unmerklich an Ganggenauigkeit. Bald mag man sich auf ihre Zeitangabe nicht mehr verlassen. Zunächst läßt sich der Fehler noch durch Nachstellen der Zeiger in Grenzen halten. Dann aber schleppen sich die Zeiger doch mühsam und immer mühsamer im Kreis, bis sie schließlich eines Tages endgültig stillstehen – die Uhr ist »gestorben«.

Es ist diese selbstverständliche und gar nicht bewußt wahrgenommene Analogie, welche die Vorstellungen der Menschen vom Alterungsprozeß und vom Tod kennzeichnet. Zu viele Beispiele erleben sie tagtäglich, die ihnen das Muster der Abnützung tief einprägen. Jedermann weiß, daß Kleider schon nach dem ersten Tragen nicht mehr neu sind. Ein Knopf reißt ab, eine Naht öffnet sich, der Stoff knittert, und schon nach dem ersten Waschen sind die Farben um eine Spur verblichen. Ein Fahrrad kann noch so sorgfältig gepflegt werden, irgendwann einmal leiert das Tretlager aus, erleidet die Gabel des Vorderrades einen Ermüdungsbruch, oder der Rahmen wird vom Rost angefressen. Alle Gegenstände altern ringsherum mit jedem Tag ein wenig, vom Messer, das beim Gebrauchen stumpf wird, bis zur Farbe, die an der Westseite des Hauses allmählich abzublättern beginnt. Was liegt da näher als ein Analogieschluß! Läuft die Maschine des menschlichen Organismus etwa nicht wie ein Uhrwerk? Das Herz pocht und pocht, sechzigmal in der Minute wiederholt es denselben Ablauf, wie die Unruh einer Uhr. Der Bewegungsapparat wird über Stock und Stein geschickt, viel ärger als jedes Mountainbike. Die Haut ist der Sonne, dem Wind, dem Regen ausgesetzt. Die Muskeln kontrahieren sich, entspannen sich und kontrahieren sich wieder. Was liegt da näher als der Gedanke an Abnützungserscheinungen! Natürlich: Der Körper wird strapaziert, er leidet darunter und nützt sich unmerklich ab. Er altert. »Das ist der Lauf des Lebens!« sagen wir und finden uns mehr oder minder gelassen damit ab.

Niemand wird bezweifeln, daß es solche Alterungsvorgänge, basierend auf Abnützung und Ermüdung, bei jedem lebenden Organismus und damit auch beim Menschen wirklich gibt. Aber, und das ist zentral in diesem Zusammenhang, die ausschließliche Konzentration auf diese Prozesse zielt am wirklichen Wesen des Systems Mensch (und jedes lebendigen Organismus) vorbei. In allererster Linie gehören diese in die Welt des David, d.h. in die Welt der Systeme im thermodynamischen Gleichgewicht. Dort sind sie essentielle Wesenszüge, Ausdruck eines Zustands, der abgeschlossen in sich selber ruht und im Kontakt mit der Außenwelt nur verlieren kann. Sie gehören zu Objekten, die, einmal durch die Einwirkung eines »Schöpfers« hergestellt, jeden weiteren äußeren Einfluß als Gefährdung ihrer Integrität fürchten müssen.

In der Welt des Lebendigen aber sind Abnützung und Ermüdung, so unvertraut es im ersten Moment klingen mag, eigentlich nur Randerscheinungen. Lebendige Organismen sind, wie im vorhergehenden Kapitel dargestellt, offene Systeme. Sie benötigen zu ihrer Entstehung keinen Schöpfer im Sinne eines gestaltenden Michelangelo. Sie sind selbstorganisierend. Milliarden, Abermilliarden von Einzelbausteinen verhalten sich in einer gigantischen Organisation ohne eigentlichen Dirigenten kohärent und bilden in Komplexität und Raffinesse unerreichte Muster. Voraussetzung dafür ist aber, daß das System als Ganzes offen und gleichgewichtsfern ist. Das bedeutet nichts anderes, als daß für lebende Systeme nicht der hermetische Abschluß von der Umgebung entscheidend ist, sondern im Gegenteil der Austausch von Energie und Materie. Der Kontakt mit der Umgebung ist für diese Systeme also nicht schädlich, sondern im tiefsten Sinne lebensnotwendig. Mehr noch, es ist nicht etwa ein gleichgewichtsnaher, sozusagen »sanfter« Kontakt mit der Außenwelt, sondern im Gegenteil ein gleichgewichtsferner, »belastender« Kontakt. Es gilt also nicht etwa: Je schonender der Kontakt zur Umgebung, desto besser die Zukunft des Systems. Im Gegenteil: Für die Aufrechterhaltung der Selbstorganisation muß die Umwelt dem System zusetzen. Sie muß es belasten, es vom Gleichgewichtszustand wegdrängen, gewissermaßen in einen unkomfortablen Zustand.

An dieser Stelle dürfte schon längst klargeworden sein, wie stark das zweite und das dritte Kapitel miteinander zusammenhängen. Nicht schonen – belasten! scheint geradezu die Quintessenz dessen, was sich aus der Theorie der Selbstorganisation über biologische Organismen und insbesondere über den Menschen lernen läßt. In den folgenden Abschnitten dieses Kapitels möchte ich nun die konkreten Zusammenhänge besprechen.

Sonne im Bauch

»Für das Wirkungsvermögen der Nahrung kommt es also nicht auf den Energiebetrag (die Kalorienmenge) an, sondern auf das Maß der Ordnung oder Organisation, das in den Energiesystemen der Nahrung vorhanden ist. Auch hier gilt, was der große Physiker Eddington sagte: ›Wir müssen unser Augenmerk auf zwei Dinge richten: auf die Energie und auf die Organisation der Energie.‹ Ich hatte also nach mühseligem Suchen und Forschen zu Ende des 19. Jahrhunderts die Lücke erkannt, die in der bisherigen Ernährungslehre klaffte, ohne daß jemand ihrer gewahr gewesen wäre. Weder die Physiologie noch die Medizin hatten jemals die Frage nach der Organisation der Nahrungsenergie und nach der Gültigkeit des Zweiten Hauptsatzes gestellt. Ein Teil der Schuld am Bestehen dieser Lücke fällt auf die Physiker, welche beim Zweiten Hauptsatz den Nachdruck auf die Entropie legten, auf einen mathematisch leicht, sonst aber schwer faßbaren Begriff, der nicht die Organisation, sondern die Desorganisation oder Unordnung mißt. Dies macht die Erfassung des Gesetzes, selbst für Physiker, schwer, für Mediziner aber meist unmöglich.«[113] (Bircher-Benner)

Als ich diese Zeilen las, zog ich innerlich den Hut vor Bircher-Benner, dem großen alten Mann der Rohkost. Er war genau auf der richtigen Spur! Mehr konnte er über das Prinzip der Selbstorganisation zu seiner Zeit gar nicht herausfinden, als den Zusammenhang zwischen Ernährung und dem Zweiten Hauptsatz der Thermodynamik. Dieser ist ja bekanntlich der Ausgangspunkt der ganzen Theorie, die erst im letzten Drittel dieses Jahrhunderts entwickelt wurde. In diesem Sinne ist er ein direkter Vorläufer dieses Buches!

Bircher-Benner schmückte sich aber nicht etwa unbesehen mit fremden Federn. Seiner Aussage ging eine ernsthafte Auseinandersetzung mit der Physik der damaligen Zeit voraus. Er hatte sogar Privatunterricht bei Dozenten der Eidgenössischen Technischen Hochschule genommen, weil er überzeugt war, daß die Erklärung für seine damals unerklärlichen Erfolge mit der Rohkost in der Physik und Chemie zu finden sein müßte.[114]

Wie seine letzte Bemerkung vermuten läßt, fand Bircher-Benner für seine Theorie mehr Unterstützung bei Physikern als bei den Medizinern. Es waren dafür große Namen, die er ins Feld führen konnte. W. Ostwald etwa oder P. Jordan, der 1932 bemerkte: »Der Protest Bircher-Benners gegen die einseitige Kalorien-Nährwertlehre ist selbstverständlich richtig... Der Zweite Hauptsatz spielt eine wesentliche Rolle und muß berücksichtigt werden.« Als schließlich der Nobelpreisträger Erwin Schrödinger, einer der Überväter der Theoretischen Physik, sein berühmtes Büchlein mit dem Titel »Was ist Leben?«[115] veröffentlichte und darin genau über die Bedeutung des Zweiten Hauptsatzes der Thermodynamik für die Ernährung philosophierte, war diese Denkweise plötzlich salonfähig geworden. Natürlich kamen alle diese Überlegungen über einen gewissen Punkt nicht hinaus. Es fehlte damals das Konzept der Selbstorganisation und die zahllosen Entdeckungen dazu, die im dritten Kapitel dieses Buches dargestellt wurden.

Für mich war es während meiner Recherchen für dieses Buch eine ganz besondere Entdeckung, daß Leute wie Bircher-Benner (und übrigens der auch bereits erwähnte Kollath), Jordan und Schrödinger mit ihren Überlegungen zur Ernährung direkte Vorläufer meiner eigenen Gedanken waren! Ein erhebendes Gefühl, gehörten doch vor allem Jordan und Schrödinger zu den großen Idolen meiner Studienzeit.

Mit großer Sicherheit kann ich also das Beispiel der Ernährung als erstes wählen, um zu zeigen, wie die Theorie der Selbstorganisation das neue Paradigma stützt. Ich muß nur die Gedanken jener Pioniere mit Hilfe der neuen Erkenntnisse verbessert formulieren.

Der Effekt von naturbelassener Ernährung läßt sich dann folgendermaßen darstellen. Essen und Verdauen ist nichts anderes als Austausch von Materie und Energie durch das biologische System Mensch mit seiner Umwelt. Der Körper nimmt Nahrungsmittel und Flüssigkeit aus der Umgebung auf und gibt deren Abbauprodukte in Form von Exkrementen, Abluft und Wärme wieder ab. Er erhöht damit die Entropie seiner Umgebung beträchtlich – er arbeitet als dissipatives System. Daraus gewinnt er in klassischer Weise das Potential zur Selbstorganisation. Essen von naturbelassener Nahrung bedeutet im Vergleich zur Aufnahme von raffinierter Kost eine beträchtliche Zunahme des zugehörigen Entropieaustausches und damit eine Entfernung vom thermodynamischen Gleichgewicht, also genau das, was der Körper zur Aufrechterhaltung seiner Struktur benötigt.

Das alles klingt jetzt so verblüffend einfach und einleuchtend. Das ist aber nur so, weil eine sorgfältige Erörterung der Theorie der Selbstorganisation vorausgegangen ist. Die Komplexität der Situation ist eigentlich dort verpackt, und durch ihre Integration bekommen wir den Blick für die wesentlichen, jetzt einfach erscheinenden Sachverhalte.

Von dieser Warte aus unterscheidet sich Rohkost von anderer Nahrung nur durch ihren Ordnungsgehalt. Dieser ist besonders hoch, so daß bei ihrer Verdauung besonders viel »Unordnung«, d.h. Entropie produziert wird. Die Energiedissipation ist also besonders günstig, was Rohkost vor anderer Nahrung auszeichnet. Diese Anforderung ist vor allem recht unspezifisch. Gefordert ist also nicht eine dreimonatige Kirschenkur, es ist nicht das Getreide oder das Gemüse, welches das Geheimnis der gesunden Nahrung in sich birgt: Es ist die Rohkost an sich, das Prinzip der Aufnahme und Verdauung von möglichst hochorganisiertem Material und damit der Austausch von möglichst viel Entropie mit der Umgebung.

Zweifellos führt jeder vorweggenommene Schritt in der Nahrungskette zu unnützer Energiedissipation und ist damit ein Schritt zuviel. In diesem Sinn scheint also vor allem pflanzliche Nahrung optimal zu sein. Der erwähnte Physikochemiker Ostwald formulierte pointiert: »Wir essen in den Pflanzen Sonnenenergie.« Damit allein läßt sich zwar eine vegetarische Ernährung nicht begründen, aber immerhin ergibt sich ein sehr überzeugendes Argument dafür; fast ist es so, als ob man durch sie die Sonne selber in den Bauch bekäme.

Im übrigen ist die Theorie der Selbstorganisation in bezug auf spezielle Diäten aber völlig unspezifisch. Wir werden diese »Gutmütigkeit« immer wieder antreffen. Sie ist ein wesentliches Charakteristikum, das, so glaube ich, manchen unnötigen Glaubenskrieg entschärfen könnte.

Selbstorganisation und körperliche Belastung

Im Bereich der körperlichen Aktivität ist die Situation bereits etwas unübersichtlicher. Das hängt damit zusammen, daß es hier im wesentlichen um Energie geht, die ausgetauscht wird, während es bei der Ernährung um den Austausch von Materie ging, was man sich besser vorstellen kann.

Nehmen wir als Beispiel einen Jogger. Wenn er über einen Waldweg rennt, so erhöht auch er die Entropie seiner Umgebung um ein beträchtliches. Die Stöße seiner Füße zertrampeln den Pfad, seine Schuhe reiben sich mit dem Boden, sein Körper strahlt Wärme ab. Es sind dies alles Energieverluste, zusätzlich zur eigentlichen »Transportarbeit«. Dem Körper wird mehr Energie entzogen als sonst. Damit wird die ganze Kaskade der Energieproduktion im Stoffwechsel angeheizt. Um einen Vergleich mit den Bénardschen Flüssigkeitszellen zu machen: Der Energiefluß wird in diesem Fall nicht dadurch angeregt, daß die Temperatur der Bodenplatte erhöht wird, sondern der Deckplatte wird vermehrt Wärme entzogen, indem sie beispielsweise gekühlt wird. Das ganze System des Körpers wird damit in einen gleichgewichtsferneren Zustand gebracht.

Außerdem kann man aber auch einzelne Teile des Körpers betrachten. So wird die Wirbelsäule als Knochen-Bänder-Muskel-System von regelmäßigen Stößen durchpulst, die Lungen werden besser und weiträumiger durchlüftet, jede Zelle wird von mehr sauerstoffhaltigem und wärmerem Blut umströmt. Solche Subsysteme gelangen also für sich selber genommen im Milieu des gesamten Körpers in einen gleichgewichtsfernen Zustand.

Wir haben hier das Beispiel des Joggens erörtert, aber wiederum ist es eigentlich recht gleichgültig, durch welche Art von körperlicher Aktivität dieser gleichgewichtsferne Zustand erreicht wird. Es ist der gleichgewichtsferne Belastungszustand als solcher, der den Vorgang der Selbstorganisation fördert.

Selbstorganisation – dieser Begriff füllt sich am Beispiel der körperlichen Aktivität besonders anschaulich mit Leben. Wir sahen im zweiten Kapitel, wie vielfältig die positiven Effekte der körperlichen Aktivität auf die Gesundheit sind. Kräftigung des Bewegungsapparates, Erhöhung der Knochendichte, Stärkung des Herz-Kreislauf-Systems, Normalisierung der Stoffwechselparameter, Vorbeugung von Diabetes mellitus und Krebs, Stärkung des Immunsystems und Hebung der Stimmung. Es scheinen dies alles typische Aspekte der Selbstorganisation zu sein. Selbstorganisation wirkt also immer ganzheitlich, auf das ganze System bezogen, sie beschränkt sich nie auf ein einziges Organ. Ich möchte diesen wichtigen Sachverhalt verdeutlichen, indem ich ein wenig weiter aushole.

Daß ein Muskel bei stetiger Belastung hypertrophiert, d.h. stärker und dicker wird, wissen wir. Wir glauben auch sogleich den Grund dafür angeben zu können. Der Muskel wird belastet, also wehrt er sich. Er wird dicker. Das scheint absolut überzeugend zu sein und für viele andere Sachverhalte zu gelten. Auch das Herz wird größer und kräftiger, wenn man es belastet, weil es sich zu adaptieren versucht. Ein Knochen wird schwerer und härter, wenn man ihn belastet, und leichter und dünner bei Immobilität. Belastung erzwingt Adaptation, Anpassung. Aber wie sollen auf dieser Interpretationsebene all die anderen komplexen Auswirkungen körperlicher Aktivität zu erklären sein? Wie um Himmels willen soll der simple Mechanismus Belastung – Adaptation zur Erhellung des Zusammenhangs zwischen Training und Krebs beitragen? Wie soll man damit den Einfluß von Training auf Diabetes verstehen? Was impliziert er über den Effekt von Training auf das Immunsystem oder gar auf Depressionen?

Der Mechanismus Belastung – Adaptation ist zur Erklärung ganz und gar untauglich. Der Grund wird bei sorgfältigem Nachdenken sofort klar. Der Mechanismus Belastung – Adaptation gehört in die Welt des Gleichgewichts! Dort lautet die Argumentation etwa so: Ein Muskel befindet sich in einer Gleichgewichtssituation zwischen Anforderung und Leistung. Diese wird gestört durch eine Erhöhung der Anforderung. Der Muskel zieht nach, erhöht seinerseits seine Leistung und stellt damit das Gleichgewicht auf einer neuen, höheren Stufe wieder her. Training wird aus dieser Perspektive als das gezielte

Provozieren einer Belastungssituation verstanden, auf die der bedrohte Körper mit Hypertrophie auf allen Ebenen reagiert.

Dieses Interpretationsmuster mag in gewissen Bereichen seine Berechtigung haben, besonders dort, wo mit dem Körper so umgesprungen wird, als ob er tatsächlich eine Maschine aus der Welt des Gleichgewichtes wäre. Ich denke da vor allem an den Leistungssport, wo zuweilen gnadenlos »Einzelteile« so belastet werden, wie es von der Natur zweifellos nicht vorgesehen ist.

In allen anderen Situationen ist dies aber nicht der richtige Ansatz, um einen biologischen Organismus zu verstehen. Der menschliche Körper ist kein System der Gleichgewichtsthermodynamik, sondern ein gleichgewichtsfernes, selbstorganisierendes System. Belastung ist für ihn nicht eine Bedrohung, wogegen er sich durch gezieltes Verstärken einzelner Strukturen zu schützen sucht. Vielmehr ist sie für ihn eine Quelle der Strukturbildung, auf die er als ganzes System reagiert. Darum führt körperliche Aktivität niemals isoliert zur Vergrößerung der Muskelmasse oder zur Erhöhung der Knochendichte. Sie hebt immer auch die Stimmung, optimiert den Stoffwechsel, stärkt das Immunsystem und das Herz-Kreislauf-System und senkt das Krebsrisiko. Mit anderen Worten, sie führt immer zu all den typischen Aspekten der Selbstorganisation.

Stimmen diese Überlegungen, so müssen sie in übertragener Art auch auf die Ernährung zutreffen. Rohkost wirkt über einen anderen »Kanal« als die körperliche Bewegung, aber letztlich auf derselben Ebene der Selbstorganisation. Der Effekt muß daher absolut vergleichbar sein. Für zwei Aspekte, Stoffwechselparameter und Krebsvorbeugung, ist er bereits belegt. Es braucht aber keine große Kühnheit, um anzunehmen, daß gesunde Ernährung auch das Immunsystem stärkt oder zum Beispiel die Stimmung hebt.

Viele andere Anwendungen sind denkbar. Als Beispiel sei die sogenannte Bates-Methode[116] erwähnt. Bates war ein New Yorker Augenarzt, der in den fünfziger Jahren eine Therapie gegen Brechungsfehler (zum Beispiel Weit- oder Kurzsichtigkeit) entwickelte, die auf dem Besonnen des Auges und auf gezielter Augengymnastik beruht. Im Rahmen unserer Überlegungen scheint eine solche Therapie mit Licht (das ja schließlich auch eine wichtige auf den Menschen einwirkende Energieform ist) gar nicht so abwegig. Sie wird übrigens offenbar auch bei der Therapie bestimmter Depressionsformen mit Erfolg angewendet, was nach dem bisher Gesagten ebenfalls nicht erstaunt. Während allerdings die Lichttherapie der Depression zunehmend akzeptiert wird[117], muß doch gesagt werden, daß die Bates-Methode in der Schulmedizin wenig Gnade findet.[118] Trotzdem wäre es interessant, diese Methode (und sicher noch andere) unter dem Aspekt der Theorie der Selbstorganisation neu zu beurteilen.

Altern und Selbstorganisation

Wenn jetzt der Eindruck entstanden sein sollte, daß ganz einfach jede Belastung für die Strukturerhaltung eines selbstorganisierenden Systems förderlich sei, so ist das natürlich falsch. Ein Blick zurück auf unsere im dritten Kapitel dargestellten Prototypen der selbstorganisierenden Systeme zeigt dies deutlich. In einer Flüssigkeit entstehen nur Bénard-Zellen, wenn sie erwärmt wird. Eine chemische Uhr verlangt die Zufuhr ganz bestimmter Reaktanden, soll sie die geheimnisvollen Farboszillationen zeigen. Ein Laserstab reagiert zwar auf verschiedene Formen von Energiezufuhr (Licht, Elektronen, Gasentladung, Strom, chemische Reaktionen etc.)[119] mit dem Aussenden von Laserpulsen, aber mit Hammerschlägen wird man ihn vergeblich zum Strahlen bringen wollen, obwohl auch hier ein Energiedurchsatz des Systems bewirkt wird.

Die zugeführte Energie muß dem System also adäquat sein. Sie muß den inneren Mechanismus der jeweiligen Selbstorganisation berücksichtigen. Bénard-Zellen entstehen nur, wenn die Flüssigkeit durch einen Wärmegradienten in Bewegung versetzt wird. Die verschiedenen Energieformen, die den Laser aufleuchten lassen, müssen alle die Elektronen der im Laserstab eingebetteten Atome zu Quantensprüngen anregen können. Lange nicht jeder Kontakt mit der Außenwelt hat daher das Potential, den Laser zum Arbeiten zu bringen, sondern nur jene Kontakte, die an seine eigentliche Funktionsweise adaptiert sind. Dasselbe gilt sinngemäß für biologische selbstorganisierende Systeme.

So ist zum Beispiel nicht anzunehmen, daß die einzelnen Amöben des im zweiten Kapitel beschriebenen Schleimpilzes auf einen Kältereiz mit der Organisation ihres Pilzes reagieren werden, obwohl diese Reaktion durchaus sinnvoll sein könnte. Es braucht dazu die systemimmanente Koppelung an das Aussenden von cAMP. Nur über diese Eingangspforte kann ein äußerer Energiefluß die Selbstorganisation anregen. Hat der Reiz aber diesen Zugang, so ist das System bezüglich dessen genauer Quantität nicht besonders anspruchsvoll: Die Amöben werden natürlich nicht nur bei einem exakt festgelegten »Hungermaß« mit Selbstorganisation reagieren. Es entzieht sich meiner Kenntnis, ob noch andere äußere Einflüsse zur Bildung des Schleimpilzes führen. Wichtig an diesem Beispiel ist nur die Erkenntnis, daß so »qualitativ« wirkende Reize wie Hunger über biochemische

Mechanismen durchaus zu adäquaten Stimuli der Selbstorganisation werden können. Ich möchte sie dann als »physiologisch« bezeichnen. Physiologische Stimuli sind also solche, die über einen dem biologischen System adäquaten Mechanismus dessen Selbstorganisation anregen.

Die Erschütterungen, die von einem fahrenden Traktor ausgehen, sind zum Beispiel nicht physiologisch. Sie werden der Struktur einer Wirbelsäule nicht unbedingt förderlich sein, obwohl sie ebenfalls einen Energiefluß bewirken. Hingegen weiß jeder Jogger um die wohltuende Wirkung der rhythmisch federnden Belastung, der dieselbe Wirbelsäule beim Springen ausgesetzt ist. Hier handelt es sich um einen physiologischen Stimulus. Man kann sich gut vorstellen, daß dieser phantastisch konstruierte Stab aus abwechselnd harten und elastischen Elementen, der durch zähe Sehnen und feste Muskulatur zu einem kühnen Doppel-S verspannt wird, durch die geschmeidige Springbewegung zu einer Art Resonanz angeregt wird, die seinen Aufbau in idealer Weise unterstützt. Es ist ebenfalls naheliegend zu vermuten, daß Springen auf Waldboden diesem Resonanzideal sehr nahe kommt, während derselbe Vorgang auf einer asphaltierten Straße schon wesentlich weiter davon entfernt ist.

Interessanterweise wird damit der Begriff der Abnützung unter einem anderen Gesichtswinkel wieder eingeführt. Während er bisher ein zentraler Begriff im Welt- und Zeitverständnis war, Ausdruck eines unvermeidlichen und unvermeidbaren Prozesses, wird er nun auf angemessene Weise relativiert. Abnützend wirkt nicht der Kontakt mit der Umwelt schlechthin, sondern nur derjenige mit nicht systemgerechten, nicht physiologischen Belastungen. Während physiologische Belastungen zur Selbstorganisation und damit zur Gesundheit des biologischen Systems führen, sind die übrigen Belastungen im eigentlichen Sinne traumatisierend und führen zu einem Abnützungsprozeß, zur Systemalterung.

Es gibt also zweierlei Mechanismen, die zum Alterungsprozeß eines biologischen und damit selbstorganisierenden Systems führen: zuwenig physiologischer Kontakt mit einer belastenden und fordernden Außenwelt und zuviel Kontakt im unphysiologischen, traumatischen Sinne mit dieser. Altern erscheint damit plötzlich in einem neuen Licht. Die bisherige Vorstellung der allmählichen Abnützung entspricht der einen Hälfte der Wahrheit und bezieht sich auf die unphysiologischen Abnützungen. Sie führen zu Störungen des Systems und zu einem sukzessiven Abbau seiner Struktur. Die andere Hälfte des Alterungsprozesses ergibt sich aber aus einem Zuwenig an physiologischer Belastung. Dem System fehlt der Antrieb zur Selbstorganisation, es beginnt den Kampf gegen die Entropiezunahme zu verlieren. Forscher, die also behaupten, daß viele der scheinbaren Auswirkungen des Alterns in Wirklichkeit auf körperliche Inaktivität zurückzuführen sind, werden auf glänzende Art bestätigt.

Dies gilt übrigens nicht nur für das körperliche Altern, sondern auch für das geistige. Die im zweiten Kapitel dargestellten Ergebnisse, wonach sich das Nachlassen der geistigen Kräfte durch ständige geistige Aktivität weitgehend vermeiden läßt, sind nicht etwa zufällig, sondern passen genau in den Rahmen der bisherigen Überlegungen. Wie man spätestens seit dem Aufkommen der Theorie der neuronalen Netze weiß, ist das Nervensystem nämlich geradezu der Prototyp eines selbstorganisierenden Systems, das seine Struktur im gleichgewichtsfernen Kontakt mit der Umwelt aufbaut und unterhält. Man darf hierbei vor allem nicht vergessen, daß sämtliche Informationen, die durch unsere Sinnesorgane aufgenommen werden, im Nervensystem in elektrophysiologische Stimuli umgewandelt werden, die durchaus als »generalisierte Kräfte« im Sinne der Theorie der Selbstorganisation verstanden werden können. Der im zweiten Kapitel zitierte Artikel von Cerutti über die Plastizität des Gehirns liest sich im nachhinein wie eine Illustration zum Thema Selbstorganisation.

Streß und Selbstorganisation

Ich habe jetzt einige sehr wesentliche Merkmale der Selbstorganisation beschrieben. Eines davon ist die relative Anspruchslosigkeit, was den Charakter der Belastungssituation betrifft. So umfaßt der Begriff körperliche Aktivität natürlich ein riesiges Feld unterschiedlichster Betätigungen. Wandern, Joggen, Radfahren, mäßiges Krafttraining, aber auch Schwimmen und Ballspiele gehören dazu. Alle diese Aktivitäten sind vom Standpunkt der Selbstorganisation aus für die Gesundheit gleichwertig. Einzige Bedingung: Die Belastung muß physiologisch sein, der Körper muß dafür gebaut sein.

Dasselbe gilt für die Ernährung. Ob Bircher-Benner, Kollath oder Schnitzer, alle haben sie mit ihrer Vorstellung, daß Nahrung möglichst naturbelassen sein sollte, recht. Die Ernährung muß nur der Physiologie des Menschen angepaßt sein. Das sogenannte Techno-Food[120] wäre hier ein besonders eindrückliches Gegenbeispiel. Ob gefriergetrocknete Astronautenkost, Kunstfett, Gentech-Kartoffeln und Light-Produkte physiologische Stimuli der Verdauung sind, ist doch schwer zu bezweifeln.

So »gutmütig« ein selbstorganisierendes System also in bezug auf seine Anforderungen an die Belastung ist, so hochkomplex und hochspezifisch ist seine Antwort. Gerade diese Diskrepanz fasziniert mich ungemein. Man belastet das System von außen in relativ regelloser (aber physiologischer) Weise, und es reagiert mit der Koordination von Abermilliarden kleinster Bausteine. Zahllose strukturbildende Mechanismen kommen in Gang, die in ihrer Komplexität und wechselseitigen Verflechtung absolut unüberschaubar sind. Auch das ist, wie wir gesehen haben, charakteristisch für den Prozeß der Selbstorganisation. Festgelegt ist erst wieder das makroskopische Erscheinungsbild, die Mode, wie die Physiker zuweilen sagen.[121]

Körperliche Aktivität führt also nicht nur zur Kräftigung der Muskeln, gesunde Ernährung nicht nur zu einer problemlosen Verdauung. Beide sorgen für das Herz-Kreislauf-System, vermindern das Risiko für Diabetes, beugen Krebserkrankungen vor und haben zweifellos viele weitere gemeinsame positive Auswirkungen. Es sind also immer dieselben gesundheitlichen Aspekte, von denen im Rahmen der Selbstorganisation die Rede ist. Interessanterweise sind es weitgehend dieselben, die auch im Zusammenhang mit dem Phänomen Streß erwähnt werden.

Ich glaube, daß dies kein Zufall ist. Die Streßtheorie von Selye zeigt erstaunliche Parallelen zu jener der Selbstorganisation. Stressoren bewirken beim Körper eine unspezifische Reaktion, die auf eine Kräftigung des Körpers und eine Verbesserung seiner Widerstandskraft hinausläuft. Dabei ist ein physiologisches Maß an Streß überlebenswichtig. Was ist das anderes als eine Umschreibung der wesentlichen Aspekte der Theorie der Selbstorganisation! Der Satz »Absolute Abwesenheit von Streß ist Tod« faßt ihre Kernaussage in geradezu aphoristischer Weise zusammen.

Wenn Selye also sagt, daß er sich während »fast vier Jahrzehnten im Laboratorium mit der Erforschung der physiologischen Mechanismen beschäftigt habe, die uns die Anpassung an den Streß des Lebens ermöglichen«[122], so hat er wohl nichts anderes gemacht, als in bewundernswerter Kleinstarbeit einen Teil des Mechanismus der Selbstorganisation aufzudecken. Die Komplexität des Streßmechanismus allein läßt uns erahnen, mit welch gigantischen Dimensionen der Organisation man es dabei zu tun bekommt. Dabei ist nur schon die Streßforschung noch längst nicht abgeschlossen. Allein das Wissen über die Wirkung und die Funktion von Cortisol, eines Schlüsselhormons der Streßreaktion, füllt heute Bände. Je mehr man darüber weiß, desto unübersichtlicher wird die Situation, was typisch für die Erforschung selbstorganisierender Systeme ist.

Gerade deshalb ist es ja so wichtig, daß man sich wieder in die Welt der makroskopischen Mode, in die Welt der Thermodynamik, des Systems als Gesamtheit zurückziehen kann. Von dieser Warte aus läßt sich ohne weiteres bestätigen, daß Selye mit seiner Vermutung recht gehabt hat, daß für lebende Organismen angemessener Streß »eine Würze des Lebens« sei. Trotz gelegentlicher martialischer Formulierungen wie »der Verteidigung der Zelle gegen den Streß«, die natürlich ganz im alten Paradigma der Prävention verhaftet sind, erweist er sich als weitsichtiger Vorläufer eines neuen Weltbildes.

Ich möchte noch zwei interessante Aspekte erwähnen, die sich beim Vergleich der Streßtheorie und der Theorie der Selbstorganisation ergeben.

Ist vielleicht nicht nur das Maß des Stresses dafür verantwortlich, ob ein Streß zum systemerhaltenden Eustreß oder zum systemgefährdenden Distreß wird? Die Theorie der Selbstorganisation legt nahe, daß es auch so etwas wie »physiologischen« beziehungsweise »unphysiologischen« Streß geben muß. Führt zum Beispiel das Geräusch eines Wasserfalles zu Eustreß, während der Straßenlärm zu Distreß führt, obwohl beide die genau gleiche Lautstärke haben? Eine interessante Frage, die es wert wäre, abgeklärt zu werden!

Zwar betont Selye, daß auch ein Zuwenig an Streß krankmachend sei. Aber meines Wissens gibt es keine Arbeiten, die sich darüber auslassen, welche Krankheiten dadurch erzeugt werden könnten. Geforscht wurde vielmehr zum Krankheitswert von Distreß, über zu große Belastung des Systems. Es ist nun so, daß die Theorie der Selbstorganisation auch etwas über ein Zuviel an Belastung aussagen kann. Führt man nämlich thermodynamisch offene Systeme in einen zu weit vom Gleichgewicht entfernten Zustand, so wird ihr Verhalten chaotisch. Was ich da so in einem Nebensatz erwähne, ist eine ganze Theorie für sich und sprengt daher den Rahmen dieses Buches. Es wäre aber zweifellos sehr interessant, der Frage nachzugehen, ob die von Selye beobachteten Auswirkungen von Distreß vielleicht Ausdruck eines sogenannten chaotischen Verhaltens sind.

Verhaltensbiologie und Selbstorganisation

Im Rahmen der Theorie der Selbstorganisation interessiert mich an der Verhaltensbiologie vor allem ihr Konzept der Werkzeuginstinkte. In einer natürlichen Umgebung muß der Mensch oder auch ein Tier einen beträchtlichen Aufwand treiben, um zur Triebbefriedigung zu gelangen. Die Werkzeuginstinkte liefern die Energien dazu. Wie bereits dargestellt, entdeckte die Verhaltensbiologie, daß diese Werkzeuginstinkte ihrerseits ein gewisses Eigenleben führen. Sie sind auf einer anderen Ebene ähnlich aufgebaut wie die elementaren Triebe des Hungers, der Sexualität etc. Der Mensch oder das Tier hat also ein eigenständiges Bedürfnis, diese Triebe zu befriedigen.

Nach Lorenz ist die körperliche Bewegung ein solcher Werkzeuginstinkt des Menschen. Es darf als gesichert gelten, daß der Mensch in seiner ursprünglichen Umgebung große körperliche Anstrengungen auf sich nehmen mußte, um seinen Bedürfnissen der Nahrungsbeschaffung, des sozialen Lebens und der Territorienverteidigung nachkommen zu können. Mit welcher Selbstverständlichkeit ein Mensch zum Beispiel riesige Distanzen zurücklegen kann, läßt sich heute noch bei Naturvölkern beobachten. Wichtig ist nun, daß dies nicht nur gezwungenermaßen so geschieht, sondern daß dem Menschen ein Bedürfnis nach Bewegung innewohnt, dessen Potential sich immer wieder von neuem aufbaut und genützt werden will.

Werkzeuginstinkte findet man auch im Zusammenhang mit der Nahrungsaufnahme. Es handelt sich um das Saugen, Beißen, Kauen usw., die alle eine gewisse eigenständige Bedeutung haben. Unabhängig davon, ob der Hunger gestillt ist, wollen auch sie als eigenständige Tätigkeiten bis zu einem gewissen Maße durchgeführt sein. Im Menschen baut sich also ständig von neuem das Bedürfnis nach Kauen, Schmecken, Beißen und Zertrennen von anspruchsvoller Nahrung auf.

Als letztes Beispiel möchte ich den Neugiertrieb erwähnen, der Lorenz sehr am Herzen lag. Obwohl man ihn bei allen höheren Tierarten findet, ist er geradezu ein Markenzeichen des Menschen. Neugierverhalten zeigt alle Merkmale eines Instinktes, insbesondere auch den spontanen Aufbau eines Aktionspotentials, das benützt werden will. Die Umgebung erkunden, Kontakt mit der Umwelt aufnehmen, seine kognitiven Fähigkeiten benutzen ist ein eigenständiges Bedürfnis des Menschen, das er nicht bloß zum Erreichen eines Zweckes einsetzt, sondern dessen Befriedigung an sich wichtig ist und Befriedigung verschafft.

Ein gesunder Mensch verspürt also ein immanentes Bedürfnis nach körperlicher Bewegung, nach anspruchsvoller, im Naturzustand belassener Nahrung und nach geistiger Aktivität. Er sucht sich also genau das, was ihm auch nach der Theorie der Selbstorganisation am zuträglichsten ist. Es scheint erstaunlich, daß die Theorie der Selbstorganisation und die Verhaltensbiologie so prächtig ineinander passen. Ich glaube allerdings einmal mehr, daß dies kein Zufall ist. Der Mensch als selbstorganisierender Organismus (beim Tier ist es natürlich genau dasselbe) verfügt über ein immanentes Bedürfnis nach physiologischer Belastung. Die Werkzeuginstinkte, deren Potentiale sich von innen her ständig von neuem aufbauen, sorgen von selber für ein angemessenes Belastungsmuster. Eigentlich vollkommen natürlich und konsequent. Man hat sogar den Eindruck, daß damit eine sehr tiefliegende Begründung für das von der Verhaltensbiologie entdeckte Triebsystem gegeben wird. Das System sorgt damit selbst für das nötige Maß an Belastung. Wird dieses erreicht, so stellt sich Befriedigung ein. Nichts naheliegender als das – der optimale Zustand der Selbstorganisation ist erreicht. Aus dieser Perspektive bekommen die Werkzeuginstinkte ein selbständigeres Profil. Sie sind nicht nur dazu da, den elementaren Trieben ein genügendes Maß an Energie zur Verfügung zu stellen, damit diese befriedigt werden können. Vielmehr sind sie auch direkter Ausdruck davon, daß Menschen und Tiere offene Systeme sind, die für ihr optimales Gedeihen ständig von neuem belastet werden müssen.

Abschließend sei noch bemerkt, daß man den Effekt der Werkzeuginstinkte ganz direkt an sich selber beobachten kann. Wöchentliches Jogging-Training kann zum Beispiel zunächst sehr mühselig sein. Ständig muß man sich von neuem dazu überwinden, ächzend das Pensum hinter sich bringen. Gelingt es aber durchzuhalten, so überschreitet man plötzlich eine Art Schwelle. Nun fällt es einem gar nicht mehr schwer, zu rennen. Man wird sich sogar bald nach der Bewegung sehnen. Vielleicht erhöht man unwillkürlich die zurückgelegte Kilometerzahl. Jetzt fühlen wir uns plötzlich unwohl, wenn wir einmal verhindert sind, unsere gewohnten Runden zu drehen. Ein Bedürfnis nach Bewegung ist entstanden.

Dieses Bedürfnis darf nicht etwa mit der Laufsucht gewisser Marathonläufer verwechselt werden. Es ist vielmehr der Werkzeuginstinkt der körperlichen Bewegung, der sich da plötzlich zu Wort meldet und wie von selbst für das benötigte Maß an körperlicher Bewegung sorgt. Es ist dies ein Phänomen, das jeder kennt, der ausgiebig Sport betreibt. Ob Rennen, Schwimmen oder Spielen, plötzlich nimmt man auch einigen Aufwand in Kauf, um dem Bedürfnis nach Bewegung zu folgen.

Dieses Schwellenphänomen findet sich übrigens auch andernorts. So ist zum Beispiel bekannt, daß gesunde Ernährung, wenn sie nur konsequent durchgehalten wird, die Eßgewohnheiten nachhaltig verändert. Es entsteht ein Bedürfnis nach Rohkost, nach vollwertiger Nahrung aus frischem Obst und Gemüse, und viele Leute berichten von wachsendem Widerwillen gegenüber gebratener, fetter und fritierter Kost.

Es scheint mir wichtig, den Unterschied zum Suchtverhalten zu betonen. Dieses zeichnet sich dadurch aus, daß bei ständiger Steigerung der Bedürfnisse niemals Befriedigung erzielt wird. Der Aufwand wird immer größer, das Wohlbefinden immer kleiner. Ganz anders bei den Werkzeuginstinkten. Sie fordern ein im wesentlichen immer gleichbleibendes Maß an physiologischer Belastung. Wird dieser Forderung nachgelebt, so sind nachhaltige Befriedigung und andauerndes Wohlbefinden die Folge.

130

Nicht schonen – belasten. Wie es nicht gemeint ist!

»Der liebe Gott sieht alles.
Man spart für den Fall des Falles.
Die werden nichts, die nichts taugen.
Schmökern ist schlecht für die Augen.
Kohlentragen stärkt die Glieder.
Die schöne Kinderzeit, die kommt nicht wieder.
Man lacht nicht über ein Gebrechen.
Du sollst Erwachsenen nicht widersprechen.
Man greift nicht zuerst in die Schüssel bei Tisch.
Sonntagsspaziergang macht frisch.
Zum Alter ist man ehrerbötig.
Süßigkeiten sind für den Körper nicht nötig.
Kartoffeln sind gesund.
Ein Kind hält den Mund.« (Bert Brecht)

Dieses auf den ersten Blick amüsante und auf den zweiten bitterböse Gedicht von Brecht trägt den Titel »Was ein Kind gesagt bekommt« und ist die Parodie auf einen Erziehungsstil, der noch gar nicht so lange zurückliegt. Fast könnte man meinen, daß darin einige Anliegen dieses Buches anklingen. Wird hier nicht die körperliche Aktivität gelobt und gesunde Ernährung propagiert? Könnte man nicht vielleicht sogar den Titel »Nicht schonen – belasten!« direkt als Überschrift für dieses Gedicht verwenden?

Es braucht, wie gesagt, den zweiten Blick, um die Haltung zu entlarven, die hier parodiert wird. »Zucht«, »Ordnung« und »Gehorsam« sind die Stichworte einer konservativen, repressiven Grundgesinnung, die sich das Schlagwort »Nicht schonen – belasten« sicher mit Vergnügen auf die Fahne schreiben würde. Erwin Ringel spricht in diesem Zusammenhang von einer »Pervertierung der Ehrfurcht«[123], und es wäre in der Tat eine »Pervertierung der Idee der Selbstorganisation«, wenn sie für eine Renaissance des preußischen Drills und überholte Leistungsideale mißbraucht würde.

Tatsächlich ist es ja wohl nicht dasselbe, ob von lustvoller Bewegung oder von Kohlentragen die Rede ist. Beides sind zwar körperliche Aktivitäten, aber das eine repräsentiert strukturerhaltenden Eustreß, während das andere der Inbegriff von schädlichem Distreß ist. Auch der Sonntagsspaziergang, natürlich im gestärkten Sonntagskleid und an der Hand der Eltern, macht wohl in Wirklichkeit nicht besonders »frisch«. Man muß nur alte Photographien solcher Ausflüge betrachten, um greifbar zu spüren, was Distreß ist. Die freudlose Atmosphäre scheint gleichsam damit aufgeladen zu sein. Die uniform gekleideten Figuren lassen jedes Körpergefühl vermissen, und bekanntlich war der damalige Umgang mit dem Körper und den Trieben ja auch im höchsten Maß krankmachend.

Die daraus resultierende Erziehung war zwar erbarmungslos fordernd, sie stärkte aber keineswegs das Ich, wie man irrtümlich schließen könnte. Vielmehr entwickelte sich unter ihrem Einfluß ein geradezu tumorös wucherndes Über-Ich, in dessen Schatten weder Ich noch Es die geringste Chance hatten, sich zu entfalten.

Keine der in den letzten Kapiteln dargestellten großen Theorien rechtfertigt also in irgendeiner Weise einen reaktionären Ruf nach »belasten – nicht schonen!« im Sinne von Repression und Härte. Daß die Idee der Selbstorganisation ohnehin im wahrsten Sinne des Wortes von einer ganz anderen Welt ist, dürfte bereits in diesem Kapitel klargeworden sein. Das nächste Kapitel wird dies noch verdeutlichen.

5. Was ist zu tun?

Quelle der Lebenslust

Ein weiter Weg wurde bisher zurückgelegt. Das zweite Kapitel versuchte zu zeigen, daß ein neues Paradigma, eine neue Weltsicht im Entstehen begriffen ist. Körperliche Aktivität hat erstaunlich positive Auswirkungen auf die Gesundheit und auf den Alterungsprozeß. Geistige Aktivität erhält die intellektuelle Leistungsfähigkeit bis ins hohe Alter. Streß ist nicht nur eine Gefahr, sondern auch eine »Würze des Lebens«. Lauter optimistische Botschaften, die ich unter dem etwas vereinfachenden Schlagwort »Nicht schonen – belasten!« zusammengefaßt habe.

Das dritte Kapitel erörterte die Theorie der Selbstorganisation. Es wurde gezeigt, daß es neben der bekannten Klasse der Gleichgewichtssysteme eine andere gibt, jene der gleichgewichtsfernen Systeme. Diese weisen die Möglichkeit zur Selbstorganisation auf. Lebende Organismen sind solche Systeme. Austausch von Materie und Energie mit der Umwelt, gleichgewichtsferner Kontakt mit ihr, Belastung also, ist für sie im eigentlichen Sinne lebensnotwendig.

Das vierte Kapitel versuchte die Synthese zwischen den vorherigen beiden. Die Theorie der Selbstorganisation bringt die Erkenntnisse des zweiten Kapitels auf einen Nenner. Es wird deutlich, warum körperliche und geistige Aktivität so erfolgreiche Therapie- und vor allem Präventionsansätze sind und warum vollwertige Nahrung eine dritte, vergleichbare Strategie darstellt. Es wird deutlich, daß es sinnlos ist, auf einfache Wenn-dann-Erklärungen zu hoffen, ja es zeigt sich, daß diese immer am Ziel vorbeitreffen. Selbst so grundlegende Erklärungen wie Selyes Streßtheorie geben nur einen Ausschnitt der hochkomplexen Wirklichkeit wieder. Verläßliche Aussagen sind nur auf der makroskopischen Ebene der Thermodynamik zu machen, und diese bestätigen Selyes Vorahnung, daß Belastung ein Lebenselixier des menschlichen Organismus ist, jedenfalls solange sie seinem inneren Mechanismus entspricht, also physiologisch ist.

Die Welt ist also nicht in erster Linie eine Gefahr für den menschlichen Körper, vor der man sich so weit als möglich zu schützen hat, sondern auch eine Quelle der Vitalität, der Gesundheit und der Lebenslust. Im fünften Kapitel soll nun darüber nachgedacht werden, wie man sich diese Quelle zunutze machen kann.

Das alte Paradigma der Prävention in neuem Licht

Vom Standpunkt der Selbstorganisation aus gibt es vor allem zwei Gefahren für einen biologischen Organismus. Einerseits kann er unphysiologisch belastet werden, d.h. auf eine Art, die für seine Struktur nicht vorgesehen ist. Dann leidet diese und nimmt bei fortbestehender Traumatisierung Schaden.

Andererseits, und das ist die wesentliche Erkenntnis, braucht der Organismus ein beträchtliches Maß an Belastung. Diese muß aber physiologisch sein, d.h., sie muß einem inneren Mechanismus entsprechen, der für den Prozeß der Selbstorganisation mitverantwortlich ist. Solche Belastung bedeutet keine Gefahr, sie muß nicht überstanden und allenfalls durch Gegenmaßnahmen neutralisiert werden, sondern sie entspricht dem innersten Wesen von Leben und ist in diesem Sinne recht eigentlich lebenspendend.

Für die Prävention ergeben sich daraus zwei Strategien. Die erste besagt, daß unphysiologische Belastungen möglichst vermieden werden sollten. Die zweite möchte dafür sorgen, daß der Organismus stets genügend und auf physiologische Weise belastet wird.

Die erste Strategie entspricht eigentlich dem alten Paradigma der Prävention, wie es im ersten Kapitel dargestellt wurde. Es wird nur in seiner Bedeutung relativiert, indem es in einen übergeordneten Zusammenhang eingebunden wird. Das befriedigt mich sehr. Ein gutes neues Paradigma erweitert die Weltsicht immer so, daß die alten Vorstellungen darin eingebettet und aufgehoben werden. Man kann das vor allem auch in der Physik sehen. Die alten Theorien werden nicht einfach entwertet, sondern relativiert.

Es wäre übrigens durchaus verantwortungslos, das alte Paradigma der Prävention einfach in den Wind zu schlagen. Ich glaube, daß dies heute auch niemand ernsthaft tun würde. So geht zum Beispiel aus einer gemeinsam von der Weltgesundheitsbehörde, der amerikanischen Krebsgesellschaft und dem britischen Krebsforschungszentrum durchgeführten Studie[124] hervor, daß in den Industrieländern etwa 20 % aller Todesfälle auf das Tabakrauchen zurückzuführen sind. Die heutige Population der Ersten Welt beträgt etwa 1250 Millionen. Konservativ gerechnet werden 250 Millionen dieser Menschen an Raucherkrankheiten sterben und im Durchschnitt aller Altersklassen 15 Jahre ihrer Lebenserwartung einbüßen. Bei den 35–69jährigen beträgt dieser Verlust sogar 23 Jahre. Das bedeutet: Wer heute in der Alterskategorie von 35 bis 69 Jahren an einer Raucherkrankheit stirbt, hätte ohne Tabakkonsum durchschnittlich 23 Jahre länger gelebt! Diese Zahlen sprechen eine deutliche Sprache. Berücksichtigt man die ähnliche Situation in bezug auf den Alkoholkonsum, so ist wohl die Schätzung, daß etwa ein Drittel aller Spitalbetten in der Ersten Welt durch Patienten mit alkohol- beziehungsweise nikotinverursachten Krankheiten belegt wird, nicht zu hoch. Denkt man ferner noch an die Möglichkeiten der gesunden Ernährung, der Impfungen und der Unfallverhütung, um nur einige Anliegen mit zu erwähnen, so ergibt sich ein geradezu schwindelerregendes Potential der klassischen Form von Präventivmedizin.

Nein, die Präventivmedizin darf diese Aufgabe nicht vernachlässigen! Es gilt nach wie vor zu warnen, über Zusammenhänge aufzuklären und den Kampf gegen Risikofaktoren zu führen. Und trotzdem ist die Situation nicht mehr mit der bisherigen vergleichbar! Wenn die Präventivmedizin bisher warnte, so tat sie es auf dem Hintergrund von Vorstellungen, die eigentlich zur Gleichgewichtsthermodynamik gehören. Die Umwelt wird dabei grundsätzlich als Bedrohung erlebt, der Mensch als verletzliches Uhrwerk, das darin ständig traumatisiert wird und dazu verurteilt ist, letztlich unter der Summe all dieser Verletzungen zusammenzubrechen. Wie wir sahen, sind sehr viel Ängstlichkeit und Fatalismus mit dieser Einstellung verbunden.

Wie anders nehmen sich die Erkenntnisse der Selbstorganisation dagegen aus. Der Mensch ist gar keine hilflose Puppe aus der Welt des thermodynamischen Gleichgewichts, deren fades Porzellangesichtchen still und unaufhaltsam an Farbe und Glanz verliert und die man am besten in einem staubfreien Schrein vor der Unbill der Zeit in Verwahrung hält. Der Mensch braucht im Gegenteil den intensiven Kontakt mit seiner Umgebung, ja mehr noch, er muß durch sie belastet, und zwar beträchtlich belastet werden. Das komplexe und differenziert funktionierende System des menschlichen Körpers braucht den extensiven Austausch von Materie und Energie mit seiner Umgebung, die keineswegs eine ständige Bedrohung, sondern vielmehr eine unersetzliche Quelle der innerkörperlichen Ordnung ist.

Wer solches vertritt, kann ganz anders warnen! Er fürchtet sich ja nicht einfach vor dem Kontakt mit der Welt schlechthin. Er ist nicht ängstlich jeder Belastung abgeneigt, weil er der Abnützung davonläuft. Daher ist er leistungsfähiger und vitaler als viele andere. Da läßt sich anders vor falscher, unphysiologischer Belastung warnen. Niemand wird dies so rasch mit Lebensfurcht und Genußunfähigkeit in Verbindung bringen.

Das neue Konzept: Offene Prävention

Nun möchte ich mich aber dem neuen Gesichtspunkt zuwenden. Der Mensch als offenes System braucht den gleichgewichtsfernen Austausch von Energie und Materie mit seiner Umwelt. Belasten heißt jetzt die Devise! Und zwar lustvolles Belasten, denn es geht ja gerade nicht darum, den Körper mit grämlicher Miene zu plagen und ihm damit eine Verteidigungsreaktion abzunötigen. Diese Haltung möchte ich im folgenden mit dem Begriff »offene Prävention« bezeichnen. »Offen« hat hier eine mehrfache Bedeutung. Einerseits geht es um eine Form von Prävention, die aus den Erkenntnissen der Theorie der offenen, selbstorganisierenden Systeme abgeleitet ist. Andererseits soll mit »Offenheit« auch jene Einstellung charakterisiert werden, welche die Umgebung nicht primär als Gefahr, sondern als Quelle des Lebens und der Gesundheit begreift und ihr daher sozusagen mit offenen Armen entgegengeht.

Viele Anliegen der offenen Prävention haben wir unterdessen ausführlich kennengelernt. Körperliche Bewegung, vollwertige Ernährung und geistige Aktivität sind Hauptaspekte. Bei ihrer Verbreitung kann man sich heute bereits auf sehr viel Vorarbeit stützen. Joggingwelle, Fitneßboom, Stretching und Aerobic haben dem Anliegen der körperlichen Bewegung großen Vorschub geleistet. Vom Kraftraum bis zum Hallenbad sind dazu optimale Infrastrukturen vorhanden. Moderne Ernährungsgrundsätze werden überall propagiert und sind in entsprechenden Kursen mühelos zu erlernen. Ein neues Eßverhalten macht sich bemerkbar und wird auch in Restaurants und Kantinen übernommen. Das Freizeitangebot für musische und geistige Betätigung und Anregung explodiert geradezu. Vom Sprachkurs bis zum Yogakurs findet sich einfach alles. Volkshochschulen und Seniorenuniversitäten sorgen für geistige Nahrung in Hülle und Fülle. Körperliches und mentales Training für ältere Menschen wird immer populärer.

Eine neue Welt ist im Entstehen begriffen. Begibt man sich ein wenig in sie hinein, so stellt sich bald Unternehmungslust ein. Genau so muß es sein! Die offene Prävention setzt sich nicht mit bitterböser Miene durch, sondern mit einem kleinen Lächeln und sehr viel Lust am Gebrauchen von Körper und Geist.

Es ist dieser ansteckende Optimismus, der mich am Konzept der offenen Prävention überzeugt. Da geht es nicht um ängstliche Vermeidungshaltung, um ein pedantisches Quälen des Körpers, damit seine »Widerstandskraft« nicht erlahme. Es geht nicht darum, sich auf einer schiefen Ebene des Alterns so lange als möglich festzukrallen, indem man durch wenn möglich immer noch gesteigertes Training die letzten Reserven aus sich herauspreßt. Angesagt ist vielmehr ein lustvolles Brauchen, das tatsächlich vom düsteren Schatten des »Verbrauchens« befreit ist, indem es als Kontakt mit einer lebensspendenden Umgebung, mit einer Entfernung vom toten Gleichgewicht in Richtung des strukturbildenden, selbstorganisierenden Zustandes interpretiert wird.

Offene Prävention und Erziehung

Offene Prävention – ein wunderschönes neues Konzept, sogar naturwissenschaftlich abgestützt. Doch wie bringt man die Menschen dazu, es zu benützen? Ein pädagogisches Problem!

Ich glaube allerdings, daß die Lage so hoffnungslos nicht ist. Mein leiser Optimismus gründet sich auf das Prinzip der Werkzeuginstinkte. Dieser Begriff aus der Verhaltensbiologie geht ja davon aus, daß eigentlich tief im Menschen das Bedürfnis steckt, sich gemäß den Regeln der offenen Prävention zu verhalten. Der Mensch hat das immanente Bedürfnis nach genügend körperlicher Aktivität. Er möchte vollwertige, anspruchsvolle Nahrung, deren Aufnahme und Verdauung seine Zähne und seinen Darm beschäftigen, er ist von Natur aus neugierig und geistig aktiv.

In seiner natürlichen Umgebung braucht der Mensch seine Werkzeuginstinkte, um überhaupt die Bedürfnisse seiner elementaren Triebe befriedigen zu können. Nach von Cube und Alshuth hat sich der moderne Mensch die Möglichkeiten zur raschen und anstrengungslosen Triebbefriedigung geschaffen. Die Werkzeuginstinkte wurden plötzlich aus dem Vorgang der Triebbefriedigung ausgeklinkt. Ihr Potential wird damit nicht mehr selbstverständlich und automatisch abgerufen und verbraucht.

Trotzdem ist es noch da und ruft nach Befriedigung. Tiere lösen dieses Problem durch sogenanntes nachträgliches Appetenzverhalten. »Schaltet man den Hunger als Antrieb durch die einfache Maßnahme aus, den Futternapf dauernd mit leckerstem Futter gefüllt zu halten, so wird man alsbald gewahr, daß das Tier kaum weniger schnüffelt, spürt, läuft und jagt, als wenn diese Tätigkeiten nötig sind, um sein Nahrungsbedürfnis zu stillen.«[125]

Am bekanntesten ist diesbezüglich wohl das sogenannte »Tigern« der Zootiere.

Beim Menschen, so meinen von Cube und Alshuth, funktioniere nachträgliches Appetenzverhalten nur noch bei Kindern, aber nicht mehr bei Erwachsenen. Hier, so glaube ich, irren sich die beiden Autoren. Wie ich schon dargelegt habe, kann jeder an sich selber erleben, daß die Werkzeuginstinkte auch bei uns Erwachsenen nach einer gewissen Anlaufzeit ganz prächtig funktionieren.

Warum betätigen sich dann mehr als 60 % der Bevölkerung so selten körperlich, daß sie keinerlei gesundheitlichen Nutzen davon haben?[126] Warum die unglaubliche körperliche Trägheit unserer Gesellschaft, die sich auch im Umgang mit dem Auto niederschlägt? Was ist los mit dem geradezu sprichwörtlichen Stadtmenschen, der keinen Schritt zu Fuß macht, sich von Fast-food ernährt, am Fernsehen hängt und die Natur nur als Quelle von Ungemach in Form von greller Sonne, nassem Regen und Heuschnupfen kennt?

Ich glaube, daß er das Produkt eines ganz außerordentlichen Erziehungsirrtums ist. Auch er war einmal ein taufrisches Neugeborenes, ein Versprechen der Natur an die Zukunft, mit einem überwältigenden Bewegungsdrang, einem subtil eingespielten Nahrungsbedürfnis und einer zärtlich ungestümen Neugier für die Welt.

Was dann geschieht, ist eine eigentliche Tragödie zu nennen. Schritt für Schritt wird das Kind in der Wahrnehmung seiner natürlichen Bedürfnisse behindert und dafür in den Mechanismus der mühelosen und damit unphysiologischen Triebbefriedigung eingeführt. Ich möchte ganz unsystematisch einige Beispiele dafür anbringen.

Wer hat nicht schon einem Kleinkind zugeschaut, das soeben das Gehen entdeckt hat. Ein herzerfreuender Anblick! Mit großer Unternehmungslust probiert es jedes neuerworbene Bewegungsmuster immer und immer wieder aus. Welche Lust und welche Ausdauer! Es zieht sich hoch, torkelt, fällt und zieht sich wieder hoch, unverdrossen. Es legt keck Wegstrecken zurück und schaut hinter sich, jauchzt. Dann will es Treppen steigen, klettert überall hinauf. Nichts ist ihm zuviel, und wehe, wenn man es in seiner Tätigkeit unterbricht.

Diese natürliche Bewegungslust wird heute zunehmend beschnitten. Einerseits wird die Umgebung für unternehmungsfreudige Kleinkinder immer gefährlicher. Anderseits haben die Eltern immer weniger Zeit und Lust, den Bewegungsdrang ihres Kindes zu unterstützen. Man sieht heute erstaunlich viele Kinder, die noch in einem Alter im Wagen herumgefahren werden, in dem sie sehr gut selber gehen könnten. Damit beginnt die Konditionierung auf eine bewegungsarme Lebensweise immer früher. Der Übergang in eine Jugendzeit, in der Bewegungslust durch Asphalt, Verkehr und Verbote auf ein Minimum eingeengt wird, ist nahtlos. Gleichzeitig beginnt auch die Konditionierung auf den Reiz »Fortbewegung ohne Anstrengung«. In der Tragetasche, im Wagen, im Auto und im Flugzeug werden die Kinder rastlos von einem Ort zum anderen geschleppt, und schon lernen sie, nur noch ständigen »Kulissenwechsel« als anregend zu erleben.

Das anstrengende Saugen an der Mutterbrust wird bald vom Trinken durch den Schnuller mit zu großem Loch abgelöst. Dem gezuckerten Tee folgt der ständige Nachschub von Süßigkeiten aller Art. Zucker wird zum Liebesersatz und zum Liebesbeweis. Die Konditionierung auf diesen Genußstoff setzt frühzeitig eine Suchtspirale in Gang und verunmöglicht das Einpendeln normaler Ernährungsgewohnheiten.

Das frühzeitige Bombardement mit Spielzeug und Unterhaltungsgegenständen aller Art legt die kindliche Neugier lahm und führt zu einer kompletten Informationsübersättigung. Gleichzeitig laden elektronische Medien aller Art zu einer Spirale des Nervenkitzels ein, in der jede Neuigkeit sogleich durch eine noch viel schreiendere, phantastischere überboten wird.

Der Mechanismus ist in jedem Fall derselbe. Die natürliche Selbstregulation des gesunden selbstorganisierenden »Systems Mensch« wird zugeschüttet und die entstehende Leere durch eine Konditionierung auf unphysiologische Reize und die Initiation einer grenzenlosen Lust-Unlust-Spirale kompensiert.

Das Ergebnis ist ein ziemlich zerrüttetes Menschenkind mit einer erheblichen Suchtdisposition und allen Zeichen einer gestörten Selbstorganisation, die wir inzwischen kennengelernt haben. Störungen des Herz-Kreislauf-Systems gehören ebenso dazu wie Entgleisungen des Stoffwechsels und der Psyche. Die umstrittene vegetative Dystonie gehört hierher, und es würde mich nicht im geringsten wundern, wenn das neuerdings vieldiskutierte Chronic-Fatigue-Syndrom nichts als eine Maximalvariante dieser Störungen wäre.

Eine Erziehung im Sinne der offenen Prävention berücksichtigt, daß Leistung und Belastung wesensmäßig zum Menschen gehören. Schon das Kleinkind sucht die Herausforderung und Aktivität, im Interesse einer gesunden Entwicklung dürfen sie ihm nicht vorenthalten werden. Vor allem der falsche Umgang mit dem Wort »Streß« steht dem im Weg. Streß ist nicht einfach grundsätzlich schlecht, und man tut dem sich entwickelnden Menschen nichts Gutes, wenn man ihn unter allen Umständen davor schützen will. »Absolute Abwesenheit von Streß ist Tod«, sagte Selye und betonte vor allem auch, daß Eustreß subjektiv gar nicht immer als angenehm empfunden werden muß.

Damit soll nicht etwa den preußischen Leistungsidealen unserer Vorväter wieder das Wort geredet werden. In dieser rigiden Welt der Selbstverleugnung und Selbstvergewaltigung war unbarmherziger Distreß an der Tagesordnung. Wir sprechen aber von Eustreß, von physiologischer Belastung des offenen Systems Mensch, und meinen damit körperliche Bewegung, gesunde Ernährung, geistige Aktivität, Kontakt mit Luft, Licht, Wasser und Erde. Das Maß wird dabei durch den sensiblen inneren Taktgeber der Werkzeuginstinkte bestimmt. Solange diese nicht verschüttet sind, kann sich sowohl Erziehung als auch eigenes Verhalten sehr genau nach ihnen ausrichten.

Natürlich besteht auch für einen gesunden Menschen mit wachen Werkzeuginstinkten immer wieder die Gefahr, der Verlockung der raschen und mühelosen Triebbefriedigung zu erliegen. Immerhin stellt ihm ja auch die ganze Konsumgüterindustrie mit ihrem gigantischen Reklameapparat pausenlos nach. Es scheint mir wichtig, hierbei einen pragmatischen Standpunkt einzunehmen. Offene Prävention ist keine Glaubenssache, sondern bewegt sich auf der Ebene physikalischer Einsicht. Es geht daher nicht um gut und böse, sondern nur um die Frage, wieviel das System erträgt. Wahrscheinlich erträgt es eine ganze Menge an Einzeltraumen. Gefährlich wird die Situation erst dann, wenn die normalen Kontrollmechanismen des Systems außer Gefecht gesetzt werden.

Eine zentrale Frage ist also, wie rasch ein Mensch in den Einflußbereich der Suchtspirale müheloser Triebbefriedigung gerät. Sie entscheidet wesentlich darüber, ob er in unserer Welt des Konsums und der Reizüberflutung die Prinzipien der offenen Prävention überhaupt verwirklichen kann. Von Cube und Alshuth prägen in diesem Zusammenhang den Begriff des Anérs, was aus dem Griechischen kommt und den »erwachsenen, reifen, souveränen« Menschen bezeichnet. Ich persönlich mag solche Qualifikationen nicht besonders und ziehe den im zweiten Kapitel eingeführten Begriff der Ich-Stärke vor. Ein Ich-schwacher Mensch ist dem Angebot der mühelosen Triebbefriedigung hilflos ausgeliefert. Ein Ich-starker Mensch kann ihm widerstehen und kann damit seinen Werkzeuginstinkten eine Chance geben. Eine Erziehung im Sinne der offenen Prävention bedeutet also insbesondere auch Erziehung zur Ich-Stärke.

Offene Prävention und Schule

Die Schule liegt mir am Herzen. Ich möchte ihr daher ein eigenes Kapitel widmen. Ich glaube, daß der Gestaltung des Kindergarten- und Schulalltags im Rahmen der offenen Prävention eine besonders wichtige Rolle zukommt.

Zwar bestehen über die Wünschbarkeit einer wirksamen Gesundheitserziehung in Kindergarten und Schule kaum Meinungsverschiedenheiten.[127] Aber auch hier schlägt meistens die klassische Interpretation von Prävention durch. Gesundheitserziehung wird dann als jenes Gebiet verstanden, »das sich mit der Veränderung des Verhaltens zum Zweck der Verhütung von Krankheiten und der Erhaltung von Gesundheit befaßt... Die Gesundheitserziehung soll den Menschen befähigen, selbstbestimmend und verantwortungsvoll seine Gesundheit zu stabilisieren oder zu verbessern, mit Störungen des Wohlbefindens richtig umzugehen und auf seine Mitmenschen und seine Umwelt gesundheitsfördernd einzuwirken.«[128] Meist wird denn auch eine ganze Reihe von schädlichen Verhaltensdeterminanten aufgeführt, wie mangelndes Gesundheitswissen, unreife Konfliktbearbeitung, gesundheitsschädigende Verhaltenswerte und -normen, irreführende Werbung und soziale Handlungszwänge. Diese zu bekämpfen mit Aufklärung, Wissensvermittlung, Vorbildhaltung und Erlebnisunterricht, dazu soll sich der Lehrer nun aufmachen. Dazu werden ihm ganze Kataloge von Themenschwerpunkten, Empfehlungen und unterrichtspraktischen Hinweisen in die Hand gedrückt.

Keineswegs will ich das Verdienst dieses Ansatzes in Frage stellen. Aber es ist doch nicht zu übersehen, daß er sich ganz auf das alte Paradigma der Prävention abstützt und mit einem rührenden Glauben an Ausbildung versehen ist. Ob dies nicht allzu rasch zu einer gewaltigen Überforderung des Lehrers heranwächst? Ein bißchen gemahnt er an den ebenso tapferen wie bedauernswerten Georg (meist allerdings ohne dessen heilige Überzeugung), der mit dem Schwert in der Hand den vielköpfigen Drachen des gesellschaftlichen Fehlverhaltens besiegen soll.

Immerhin sind solche Vorschläge bei weitem konstruktiver als das, was heute in Wirklichkeit an unseren Schulen als »Gesundheitserziehung« praktiziert wird. Es läßt sich nicht beschönigen: Vom Gesichtspunkt der offenen Prävention her ist das traditionelle Konzept der Schule sehr unbefriedigend. Zwischen 25 und bis zu 45 Wochenstunden sitzen zwanzig Schüler eingepfercht in Klassenzimmern, ähnlich wie die Kaninchen in ihren Ställen. Während zwar der systemische Gesichtspunkt in Form von vernetztem Unterricht und Erfahrungslernen allenthalben propagiert wird, bleibt die Idee des erlebbaren gesunden Schulalltags auf der Strecke. Stundenlanges Sitzen auf ergonomisch katastrophalen Schulbänken, schlecht gelüftete, unordentliche und schattige Zimmer, ein Eßangebot in Kantine und an Verpflegungsständen, das allen Ernährungsprinzipien Hohn spricht, und manchmal auch eine fatale Verquickung von Pausenhof und Drogenszene bieten den Hintergrund, auf dem eine gesundheitserzieherisch wenig motivierte Lehrerschaft nur allzu oft mit schlechtem Beispiel vorangeht.

Passivität, Müdigkeit und Motivationslosigkeit grassieren unter diesen Umständen. Schulfeste und Klassenlager entarten zu Initiationsriten, bei denen Rauchen und Alkoholkonsum, manchmal auch der Mißbrauch von Medikamenten und Drogen erst richtig gelernt werden. Eine aufgeschreckte Erziehungsdirektion verordnet dann Drogenaufklärungskurse und Pausenapfelaktionen, und man wundert sich, wenn der Erfolg solcher Feuerwehraktionen ausbleibt.

Berücksichtigt man, daß der Schüler ungefähr zwei Drittel seiner aktiven Zeit in der Schule zubringt[129], so scheint das eigentlich schon längst festgeschriebene Ziel, die Hochschulreife »durch eine ausgewogene Ausbildung des Verstandes, des Willens, der Gemütskräfte und des Leibes«[130] anzustreben, nichts als blanker Zynismus zu sein. Handelt es sich doch viel eher um eine Art riesige Maschine, die mit kleinen, noch einigermaßen intakten Kindern gefüttert wird, die sie am Ende der Ausbildung als völlig deformierte junge Erwachsene verlassen.

Die Schule wird damit Helfershelfer der im vorhergehenden Kapitel geschilderten Fehlentwicklung, während sie doch im Gegenteil eine großartige Chance zur Gesundheitserziehung bieten würde. Gesunde Lebensweise könnte wirklich erlebbar werden, gerade weil die Schüler einen so großen Anteil ihres Lebens in der Schule verbringen. Zunächst müßten die äußeren Bedingungen entsprechend gestaltet werden. Die sitzend zugebrachte Zeit müßte verkürzt werden. Körperliche Aktivität müßte zu ihrem Recht kommen. Dabei dürfte es allerdings nicht wieder um leistungsorientierten Sportunterricht gehen, der Spitzensportler bevorzugt und alle anderen Schüler überfordert und verunsichert. Einerseits müßte körperliche Bewegung spielerisches und lustvolles Erleben des eigenen Körpers im Kontakt mit der natürlichen Umgebung bedeuten. Andererseits müßte durch konsequentes

Training das Erlebnis vermittelt werden, wie leistungsfähig der eigene Körper ist und wie befriedigend und angemessen körperliche Anstrengung sein kann. Wiederum spielt die subtile Grenzlinie zwischen gesundheitsförderndem Eustreß und frustrierendem Distreß eine wichtige Rolle.

Das Erlebnis, wie viele Schüler gerade in der so entscheidenden Phase der Pubertät und der Adoleszenz ein unglaubliches Defizit an körperlicher Aktivität entwikkeln, hat mich immer sehr beschäftigt. Jenseits der magischen Grenze von etwa 17 Jahren verlieren Sport und Spiel für viele auf schwer durchschaubare Art ihre Anziehungskraft in der Freizeit. Der Sportplatz wird durch die Diskothek, das Fahrrad durch das Moped ersetzt. Eine gewisse Zeit lang profitieren sie noch vom Bonus ihres jugendlichen Körpers. Dann werden sie zusehends bleicher und schlaffer. Rückenschmerzen, Kreislaufprobleme, Kopfschmerzen, Depressionen und Müdigkeit lassen nicht auf sich warten – alles Probleme, die sich durch ein gezieltes und vernünftiges körperliches Training problemlos beeinflussen ließen. In der Schule könnte dies ohne viel Aufhebens durchgeführt werden. Der gesundheitliche Profit der Schüler wäre enorm. Die Vorteile für den Lernbetrieb liegen ebenfalls auf der Hand. Das ganze Klima einer Schule würde durch ein regelmäßiges körperliches Training eminent verbessert, sind doch gerade die oben erwähnten »Schülerkrankheiten« nur zu oft knirschender Sand im Getriebe einer Schule.

Ähnliches gilt im Bereich der gesunden Ernährung. Eine Schule mit Kantine bestimmt einmal am Tag das Ernährungsverhalten ihrer Schüler. Was für eine Chance, diese mit attraktiver gesunder Küche vertraut zu machen! Dabei geht es nicht »nur« um die beste Form von Werbung für gesunde Ernährung, sondern die Schüler essen außerdem regelmäßig einmal pro Tag gesund, mit allen bereits besprochenen günstigen Auswirkungen auf Körper und Psyche. Dasselbe gilt für die Pausenverpflegung. Die Berge von Süßigkeiten, die meistens angeboten werden, sind eigentlich ein Skandal.

Geistige Aktivität – ein weiteres Anliegen der offenen Prävention, wofür die Schule prädestiniert ist. Hier scheint es mir besonders wichtig, die Gesetzmäßigkeiten von Eustreß und Distreß im Blick zu behalten. Eustreß, strukturerhaltende und -aufbauende Belastung, ist subjektiv nicht immer mit Wohlbehagen verbunden. Um es lapidar auszudrücken: Denken muß manchmal weh tun, das gehört dazu. Außerdem besteht geistige Aktivität nicht nur aus lustvollem Assoziieren und Fabulieren, sondern auch aus Überlegen, sauberem Nachvollziehen bestehender Gedankengänge und aus Memorieren. Wird eine dieser Funktionen vernachlässigt, so zerfällt sie unweigerlich. Es gehört zu den Prinzipien der offenen Prävention, daß dies nicht nur für die Funktion selber, sondern für das ganze System von Nachteil ist. Nur wenn dies berücksichtigt wird, haben moderne pädagogische Schlagworte wie vernetztes Denken, Förderung von Kreativität und genetisches Lernen[131] die Tragweite, die ihnen potentiell zukommt.

Nur schon die Verwirklichung dieser drei Prinzipien – konsequente körperliche Aktivität, gesunde Verpflegung im Schulhaus und ausgewogene geistige Forderung der Schüler – würde der Schule ein völlig neues Gesicht vermitteln. Angesichts der in diesem Buch dargelegten Erkenntnisse ist es ein überwältigendes Potential, das hier brachliegt. Dabei brauchte es gar keine großen Umwälzungen, um es zu nützen. Natürlich steht es einem frei, von einer Schule zu träumen, die ihr Konzept ganz auf die Prinzipien der offenen Prävention ausrichtet. Mit etwas Phantasie können aber viele Anliegen der offenen Prävention bereits in den bestehenden Strukturen verwirklicht werden. Jeder Lehrer und jede Lehrerin herrschen über ein kleines Königreich, in dem sie mit etwas Gestaltungswillen und Sensibilität ein ganz persönliches Klima prägen können. Ich denke da an die Gestaltung der Klassenzimmer, an die Lern- und Arbeitsatmosphäre, an den Aufbau der Turnstunden, aber auch an Details wie die Anpassung der Schulbänke an die Körpergröße der Schüler und regelmäßige Pausengymnastik.

Moderne Unterrichtsmethoden kommen den Anliegen der offenen Prävention sehr entgegen. Fächerübergreifender Unterricht, Blockunterricht, Exkursionen und Intensivtage können hervorragend genutzt werden. Auch hier gilt: Nicht predigen, sondern einen gesunden Schulalltag gestalten. Sinnvolle Abwechslung von konzentrierter geistiger Arbeit, körperlicher Aktivität und Ruhezeiten ergibt einen Rahmen, in dem der Schüler in körperlicher und psychischer Hinsicht aufblüht. Ideal sind diesbezüglich natürlich Klassenlager und Konzentrationswochen. Von der Auswahl der Unterkunft über einen vernünftigen Tag-Nacht-Rhythmus, Spiel und Sport draußen bis zum gemeinsamen Kochen drinnen kann ein ganzheitlich gesunder Alltag gestaltet werden.

Aus langjähriger Lehrerfahrung weiß ich, daß diese Vorschläge realisierbar sind und zu erfreulichen Resultaten führen können. Ich weiß aber auch, daß sie beträchtliche Anforderungen an den Lehrer stellen. Es braucht eine gewisse Persönlichkeit, Integrität, gesundheitserzieherische Überzeugung und ein gutes Verhältnis zu den Schülern, um auf eine positive und selbstverständliche Art Einfluß zu gewinnen. Erheblich erleichtert wird die Aufgabe des Lehrers, wenn er durch das Klima der Schule als Ganzes, insbesondere durch eine motivierte Lehrerschaft, getragen wird. Eine initiative Schulleitung kann durch Einflußnahme auf die Rahmenbedingungen des Schulalltags sehr unterstützend wirken. Wünschenswert wäre meines Erachtens eine Lehrperson, die speziell mit der Koordination der gesundheitserzieherischen Bemühungen an einer Schule betraut wäre. Ich denke, daß hier die Präventivmedizin eine wichtige Aufgabe kraß vernachlässigt, indem sie es unterläßt, Ärzte für diese Aufgabe auszubilden.

Je älter die Schüler sind, desto schwieriger wird die offene Prävention in der Schule. Dies hängt damit zusammen, daß die günstigen Voraussetzungen, von denen im letzten Kapitel die Rede war, mehr und mehr korrumpiert werden (nicht zuletzt durch die Schule selber).

Die Werkzeuginstinkte, wichtigste Lotsen einer natürlichen Selbstorganisation, werden durch problematische Erziehung immer mehr verschüttet. Statt dessen werden die jungen Menschen zunehmend auf die rasche Triebbefriedigung durch synthetische Reize konditioniert. Widerstand gegen physiologische Belastung beginnt sich mit zunehmendem Alter zu regen. Während noch im Kindergarten offene Prävention auf begeisterte Resonanz bei den Kindern stößt[132], weil sie dem natürlichen Bewegungsdrang und dem ungebremsten Neugierverhalten entgegenkommt, muß sie sich in Schulen der Mittelstufe schon gegen müde Ablehnung durchsetzen.

In dieser schwierigen Situation ist es von großer Wichtigkeit, daß die Schule als Ganzes, von der Schulleitung bis zum einzelnen Lehrer, Stellung bezieht und einen gewissen Widerstand leistet. Sie muß gewissermaßen als Hilfs-Ich fungieren und den Schülern damit den Impuls zur physiologischen Belastung von außen vermitteln. Dazu braucht es Konsequenz und Zivilcourage. Besonders den Ich-schwachen Schülern ist mit Pochen auf Freiwilligkeit und Selbständigkeit überhaupt nicht gedient. Sie sind damit vollständig überfordert.

Das gilt meines Erachtens vor allem für viele der neuen Unterrichtsformen. Gruppenunterricht, Lernen auf eigenen Wegen[133], Workshops appellieren letztlich alle an das Anspringen der Werkzeuginstinkte. Sind diese bereits korrumpiert, so werden diese eigentlich so sinnvollen Ansätze an Passivität und Desorganisation scheitern. Die Schüler gleiten dann trotz heiligem Bemühen der Pädagogen in jenen merkwürdig flottierenden Zustand von Gleichgültigkeit und Verwahrlosung ab, den D. Baacke so zutreffend als Selbstausbürgerung beschreibt.[134]

Die offene Pädagogik schlägt eine andere Strategie vor. Die Schule vermittelt einen konsequenten Rahmen, worin die Schüler körperlich und geistig adäquat gefordert werden. Ergänzt durch eine konsequente Haltung im Bereich der Suchtmittel und eine Gestaltung des Umfeldes im Sinne der offenen Prävention entsteht ein Klima, von dem der Schüler ganz direkt in gesundheitlicher Hinsicht profitiert und in dem sich seine selbstregulierend wirkenden Werkzeuginstinkte entfalten und stabilisieren können. Mit diesen im grundlegenden Sinn der Selbstorganisation gesunden Schülern läßt sich das Potential der modernen Unterrichtsmethoden wirklich ausschöpfen, weil nun der Glaube an die eigenverantwortlichen schöpferischen Fähigkeiten der Schüler auf tragfähigem Boden baut.

Es scheint mir abschließend wichtig, mich nochmals von alten schulmeisterlichen Prinzipien der Zucht und Ordnung abzugrenzen. Preußischer Drill erzeugt Distreß und ein großes Über-Ich. Eine Pädagogik im Sinne der offenen Prävention will Eustreß und die Entwicklung von Ich-Stärke. Damit verhilft sie den Schülern letztlich zu sehr viel mehr lustvoller Selbstentfaltung, als es eine unreflektierte primäre Permissivität tut, welche die grundsätzlichen Prinzipien der Selbstorganisation außer acht läßt. Sie wird auch eine Ausstrahlung über die Grenzen der Schule hinaus haben, weil sie über den Mechanismus der Werkzeuginstinkte gesunde Bedürfnisse weckt.

6. Singend im Sommerregen stehn: Empathische Erweiterung des Konzepts der offenen Prävention

Der Zauberstab der Empathie

»So ging der Kaiser in der Prozession unter dem prächtigen Thronhimmel, und alle Menschen auf der Straße und in den Fenstern lobten die neuen Kleider und die lange Schleppe, Schnitt und Muster und Farben, und keiner mochte dem andern eingestehen, daß er nichts sehen konnte, als den nackten Kaiser unter seinem Baldachin. ›Aber er hat ja gar nichts an!‹ rief da ein kleines Kind.«[135] *(Andersen)*

In diesem Kapitel ist eine gewisse Leichtfüßigkeit des Denkens verlangt, weil wir das Gebiet verlassen, wo ein naturwissenschaftliches Konzept seine klar umrissene Definition und Anwendbarkeit besitzt. Phantasielose Buchstabentreue und autoritärer Wahrheitsanspruch helfen uns hier nicht weiter, sondern vielmehr Intuition, Fähigkeit zur Analogie, zum farbigen und ganzheitlichen Denken und zum Erspüren von Gemeinsamkeiten.

Diesen sinnlichen, konkreten und fast erotischen Draht zur uns umgebenden Welt mit ihren verborgenen Strukturen, der zwar Verständnis sucht, aber nicht reduktionistisch vergewaltigt, dessen Methodik nicht die streng kausale Deduktion, sondern die Variation und die Analogie ist, möchte ich im folgenden mit dem Begriff der Empathie bezeichnen. Dieser Begriff, der ursprünglich »Einfühlung« bedeutete, spielt in der Psychoanalyse eine große Rolle. Schon Freud erwähnte ihn.[136] Für ihn war die Empathie das Pendant zu den Experimenten und Messungen der Naturwissenschaften, gedacht für jene Wissenschaften, die sich mit der »inneren Wirklichkeit« beschäftigen. Bei H. Kohut[137] wurde die Empathie zum wichtigsten Werkzeug des Psychiaters, um zu gültigen Ergebnissen zu gelangen. Er bezeichnet sie als grundlegende Begabung: »Das empathische Verstehen der Erfahrungen anderer menschlicher Wesen ist eine ebenso fundamentale Begabung wie Sehen, Hören, Fühlen, Riechen, Schmecken.«

Ich glaube, daß der Begriff »Empathie« sogar ausgeweitet werden kann. Weshalb sollte die Fähigkeit der Einfühlung auf den Bereich der psychischen Welt eines anderen Menschen eingeschränkt bleiben? Ich bin vielmehr überzeugt, daß der Mensch auch die Fähigkeit hat, in das Wesen der ihn umgebenden materiellen Welt einzutauchen und auf empathischem Wege zu wesentlichen Einsichten zu gelangen.

Es ist wohl nicht zufällig C. G. Jung[138], der bereits vor vielen Jahren auf diese Möglichkeit aufmerksam machte und keineswegs bereit war, die von Freud berücksichtigte strenge Grenze zwischen der Psyche des Menschen und der unbelebten Welt zu ziehen. Jung war überzeugt, daß das Unbewußte mit der anorganischen Materie irgendwie verbunden ist. Die geahnte Einheitswirklichkeit hat Jung mit dem Begriff der »unus mundus« bezeichnet, einer Welt, in der Seele und Materie nicht unterschieden sind.

Orientieren wir uns nochmals an Kohut, in dessen Werk die Empathie allerdings nur als scharfe Klinge der Psychoanalyse begriffen wird. Für ihn funktioniert sie auf der Basis zweier Prinzipien, welche zwanglos für eine erweiterte Vorstellung von Empathie übernommen werden können.

Das erste, Kohut nennt es das Des-Kaisers-neue-Kleider-Prinzip, betrifft den emotionalen Zustand des empathischen Beobachters. Er muß wie das Kind im berühmten Märchen von Andersen den naiven Mut zur einfachen Beobachtung haben.

Das zweite Prinzip vergleicht Kohut mit dem Vorgehen beim Entziffern von Hieroglyphen. »Wenn der Beobachter beziehungsweise Entzifferer sich selber davon überzeugen kann, daß eine größere Anzahl von Phänomenen in einen Zusammenhang gebracht werden kann, der eine sinnvolle Botschaft übermittelt, wenn man sie aus einem neuen Blickwinkel betrachtet, daß also ein größerer Datenbereich jetzt verstanden und sinnvoll interpretiert werden kann, dann läßt sich in der Tat sagen, daß seine Überzeugung hinsichtlich der neuen Art der Interpretation stärker geworden ist.«[139] Mir gefällt in diesem Zusammenhang besonders, daß nicht von Wahrheit gesprochen wird, sondern von einem Stärkerwerden der Überzeugung. Mit dem Verwenden der Empathie als Forschungswerkzeug verläßt man den Boden der Ja-Nein-Mentalität, welche dem naturwissenschaftlichen Experiment entspricht, und nimmt einen Zauberstab in die Hand.

Der Mensch, der singend im Sommerregen steht

»Die Luft bestand aus lauter langen, dunklen Strichen, die Blätter nickten und schwankten, und da kam ein Sausen, das in ein Sieden überging: Wasser strömte herab. Alles schimmerte, blitzte, sprühte. Blätter, Zweige, Stämme, alles glitzerte von Feuchtigkeit; jeder kleine Tropfen, der auf Erde, auf Gras, auf den Zauntritt oder auf irgend sonst etwas fiel, zersplitterte und zerstäubte in tausend feinen Perlen. Kleine Tropfen hingen hier ein wenig und wurden zu großen Tropfen, tröpfelten dort herab, vereinigten sich mit andren Tropfen, wurden kleine Ströme, verschwanden in kleinen Furchen, liefen in große Löcher hinein und aus kleinen heraus, segelten fort mit Staub, mit Spänen, mit Laubfetzen, setzten sie auf Grund, machten sie wieder flott, wirbelten sie herum und setzten sie wieder auf Grund. Blätter, die nicht zusammen gewesen waren, seit sie in der Knospe lagen, wurden von der Nässe vereint; Moos, das in der Dürre zu nichts geworden war, brauste auf und wurde weich, gekräuselt, grün und saftig; und graue Flechten, die beinahe zu Schnupfta-

bak geworden waren, breiteten sich in zierlichen Zipfeln aus,
strotzend wie Brokat und mit einem Glanz wie Seide. Die Win-
den ließen ihre weißen Kronen bis an den Rand füllen, stießen
miteinander an und gossen den Nesseln das Wasser auf den
Kopf. Die dicken schwarzen Waldschnecken bauchten sich
wohlwollend hervor und sahen anerkennend zum Himmel em-
por. Und der Mensch? Der Mensch stand mit bloßem Kopf da
draußen, mitten im Regenwetter, und ließ die Tropfen hinab-
sausen in Haar und Brauen, Augen, Nase, Mund, knipste mit
den Fingern nach dem Regen, hob hin und wieder die Beine ein
klein wenig, als wolle er sich anschicken zu tanzen, schüttelte
dann und wann den Kopf, wenn zu viel Wasser im Haar war,
und sang aus vollem Halse.«[140] *(Jacobsen)*

Wer jemals das Glück hatte, eine unverletzte natürliche
Umgebung erlebt zu haben, wird die Botschaft dieses
wunderschönen Textes von Jens Peter Jacobsen verstehen. Die Szene, die dort beschrieben wird, der Mensch,
der singend im warmen Sommerregen steht, symboli-
siert den Inbegriff von Glück. Es fällt uns nicht schwer,
die Attribute aufzuzählen, die zu diesem Glück gehören.
Das schwere Rauschen des Regens, das saftige Grün des
Mooses, der Geruch der regennassen Nesseln, das Blit-
zen der Wasserperlen, der erdige Geruch des Bodens, die
verregnete Gemeinschaft mit den Waldschnecken. Wir
könnten endlos weiterfahren mit der Beschreibung des
vollkommenen Glückes: Die Zehen, die sich in den auf-
geweichten Boden graben, der warme, weiche Widerstand des Bodens dabei, das Streicheln des Regenwindes
über die Haut, die prickelnde Massage der Regentropfen,
der umhüllende Wasserfilm, das im Wasser schwer fal-
lende Haar, die freundschaftlich spürbare Nähe der Bäume, das leise Wispern ihrer Kronen, der Gruß eines auf
die Schulter fallenden Blattes.
   Das alles ist – Austausch von Energie und Materie des

offenen Systems Mensch mit seiner Umgebung. Eine überwältigende Vielzahl physiologischer Reize, jeder für sich relativ geringfügig, aber in ihrem Zusammenwirken im höchsten Maße strukturerhaltend und strukturfördernd. Sonne, Wind, Regen, Wärme, Kälte – es sind die urtümlichen Kontakte mit der Welt, die dem offenen System Mensch gegeben sind und die unter dem Gesichtspunkt der Thermodynamik plötzlich im wahrsten Sinne des Wortes lebenserhaltend erscheinen. Der Mensch riecht, schmeckt, hört und sieht, seine Sinnesorgane sind die Türen zu seiner Umwelt. Was schon für die körperliche Bewegung und die Aufnahme von Nahrung gilt, trifft für diese vielfältigen Formen physiologischer Reize in noch höherem Maße zu: Ihr relativ unspezifischer Einfluß führt zur Selbstorganisation, zur Formierung einer genau festgelegten makroskopischen »Mode«, dem gesunden Menschen.

Beweise? Nun, das dürfte etwas schwierig werden! Toter Objektivismus greift hier ins Leere. Wie müßte die Studie angelegt sein, die den Effekt von Sonne und Wind auf die Gesundheit des Menschen zweifelsfrei ergibt? Vielleicht sollten 200 Personen, die niemals an die Sonne dürfen, mit 200 Sonnenanbetern verglichen werden? Zweifelsohne werden die ersteren etwas bleich sein. Die anderen aber werden vielleicht einen Sonnenbrand bekommen und damit auch nicht besonders gut abschneiden.

Die strenge Naturwissenschaft läßt uns hier im Stich! Sie führt zwar sehr nahe an die kritische Zone heran. Noch ein scheinbar so fern von Physik und Chemie angesiedeltes Phänomen wie den Hunger kann sie als physiologischen Anreiz zur Selbstorganisation erkennen. Im »Fall« des Sommerregens wird sie aber wohl nie den definitiven Mechanismus aufklären.

Ich persönlich glaube, daß hier das empathische Verständnis der Situation sehr viel weiter hilft! Nur schon die Lektüre des kleinen Textes von Jacobsen verändert die eigene Stimmung. Wer nun vielleicht selber schon einmal singend im Sommerregen stand, wird mit mir ohne weiteres einig werden. Sinnlicher Kontakt mit der natürlichen Umgebung zeitigt eine genauso breite und intensive Wirkung wie körperliche Bewegung. In der Tat: Warum soll eigentlich der Sommerregen nicht vor Krebs schützen?

Ist es Selbstorganisation, was hier vor sich geht? Die Beweise werden wohl immer ausbleiben, aber die Indizien sind überzeugend. Mit aller Deutlichkeit weisen sie auf eine alte Wahrheit hin, die nur zu gerne vergessen wird. Der Mensch ist mit seiner natürlichen Umgebung untrennbar verwoben. Jeder lebendige Organismus ist ein Teil seiner natürlichen Umwelt, und nur in der engen Verschränkung, im intensiven Austausch von Materie und Energie, in einem gleichgewichtsfernen Zustand, kann er seine hochdifferenzierte Struktur aufrechterhalten. Er ist mit der natürlichen Welt zusammen als ein Ganzes entstanden und nur mit ihr zusammen und eingebettet in den Vorgang der Entropiezunahme im Gesamtsystem lebensfähig. Schon an anderer Stelle wurde darauf hingewiesen, daß das Schwingungsmuster der Wirbelsäule beim Joggen auf Waldboden nicht etwa durch die Vibration eines Preßluftbohrers ersetzt werden kann. Während jenes zur gesunden Strukturbildung beiträgt, setzt dieses durch seine unphysiologische Traumatisierung Schäden. Genauso wird die Sonne nicht durch einen UV-Strahler ersetzt werden können, geschweige die natürliche Umgebung etwa eines Waldes durch die noch so kunstvolle Säulenkonstruktion einer Kathedrale. Eine künstliche Umgebung, mag sie noch so raffiniert und menschenfreundlich sein, ist niemals imstande, das dichte Muster adäquater Stimuli zu liefern, das ein lebendiger Organismus für seine gesunde Entwicklung braucht.

Offene Prävention: Therapeutische Aspekte

Der Mensch, der im Sommerregen singt. Für mich das Symbol der offenen Prävention. Körperliche Aktivität und möglichst natürlich belassene Nahrung, Kontakt mit Licht, Luft, Wasser und Erde, mit der freien Natur, mit Regen, Sonne und Wind sind die einfachen und alten Rezepte, die von ihr aufgegriffen werden. Nur sind das nun keine Glaubenssätze mehr, sondern sie wurzeln in einem tieferen Verständnis der Mechanismen, die ein offenes System buchstäblich »am Leben« erhalten. Ihre Kraft und Geschlossenheit erhalten sie dadurch, daß sie nicht einzelne Aspekte der Gesundheit zu manipulieren suchen. Über den systemtheoretischen Ansatz entfalten sie vielmehr eine wahrhaft ganzheitliche Wirkung auf die körperlich-geistig-seelische Einheit des Menschen. Die Theorie der Selbstorganisation macht aus ihnen ein umfassendes Lebenskonzept.

Es gibt eine ganze Reihe von bereits bestehenden Therapieformen, die meines Erachtens bei der Verwirklichung dieses Konzeptes unterstützend wirken können. Dabei denke ich jetzt nicht an Dinge wie Ernährungslehre oder körperliche Trainingsmethoden, die ganz selbstverständlich ihren Platz in der offenen Prävention finden. Vielmehr gibt es einige Therapieformen, die eigentlich für die Behandlung von Krankheiten entwickelt wurden und deren präventives Potential meines Erachtens bisher zuwenig beachtet wurde.

Ich denke da zum Beispiel an die Methode der Kneippschen Güsse. Ursprünglich vom kauzigen Pfarrer und Bader Kneipp zur Heilung aller möglichen Erkrankungen entwickelt, wird sie heute vor allem bei der Behandlung von Bindegewebsrheumatismus und Kreislauferkrankungen angewendet. Dabei wird die Haut zunächst mit einer Bürste massiert, bis sie gerötet und erwärmt ist. Danach wird der Körper in festgelegter Weise mit einem Strahl kalten Wassers abgespritzt. Zu der ursprünglichen Kneippschen Kur gehört auch das Wassertreten in knöcheltiefem kaltem Wasser. Daß solche Kuren bisweilen vieles bewirken können, erstaunt nach dem bisher Gesagten eigentlich überhaupt nicht. Vielmehr wird klar, daß es sich hier gar nicht um eine Therapie im kurativen Sinne handelt, sondern um eine Anwendung, die dem Prinzip des Energieaustausches gerecht wird und damit die Selbstorganisation des menschlichen Körpers fördert. Sie ist also ihrem eigentlichen Wesen nach eine präventive Methode und sollte bereits angewandt werden, bevor der Mensch krank ist. Gleiches gilt für den Besuch der Sauna.

Ein anderes Stichwort ist der Körperkontakt, vergessenes Vermächtnis in einer Zeit der Vereinzelung und der körperlichen Sterilität. Wer weiß, was wir uns mit der Befolgung der Konvention antun, wonach Körperkontakt bestenfalls im Sinne von Händeschütteln und rituellen Begrüßungsküssen erlaubt ist. Wer das unglaubliche und beglückende Bedürfnis nach Körperkontakt bei Kindern erlebt hat und selber in der Lage ist, darauf einzugehen, mag etwas davon erahnen. So beruht vielleicht die heilsame, so oft in Frage gestellte und nach wie vor nicht schlüssig erklärte Wirkung der Massage auf nichts anderem als auf dem Austausch von Reizen und Energie über den Vorgang des Sich-Berührens. Es gibt viele Therapieformen, die mit Berührungen arbeiten. Ich denke da zum Beispiel an das Konzept der »Funktionalen Integration« von M. Feldenkrais, der sagt: »Ich fasse also mit meinen Händen an und habe dies an tausenden und abertausenden Menschen aller Art getan. Dieses Anfassen, Berühren, Bewegen, dieses Be-greifen und Be-handeln lebender menschlicher Körper ermöglicht es mir, die Erkenntnisse der großen Forscher und Autoren in die Praxis umzusetzen, wovon diese selbst keine Ahnung hatten.«[141] Beseelt von einem fast humanistischen Glauben an das »Lernen«, unterschätzte Feldenkrais wohl die Tiefe der Bedeutung seiner Formulierung. Vielleicht war ein gar nicht so kleiner Anteil seiner offensichtlich phänomenalen Heilungserfolge auf seine »heilenden Hände« zurückzuführen, die man ihm zusprach, die er freilich vehement ablehnte.[142]

Ein ähnliches, ebenfalls nicht explizit entwickeltes Potential sehe ich in der von M. Fuchs begründeten Funktionellen Entspannung, einer Methode der psychosomatischen Therapie bei funktionellen körperlichen und seelischen Störungen. Formulierungen wie »Im Rhythmus gelingt Beziehung, Austausch, Gegenseitigkeit. Der lebendige Mensch ist darauf angewiesen«[143] oder »Da Rhythmus etwas mit Austausch zu tun hat, ist er immer bezogen auf Innen und Außen, Ich und Du, Ich und Welt«[144] lassen erahnen, wie nahe der für die Funktionelle Entspannung zentrale Begriff des Rhythmus mit dem Gedanken des offenen Systems verwandt ist. Tatsächlich sind denn auch die Übungen, die in dieser Therapieform entwickelt werden, außerordentlich geeignet, um die Wahrnehmung des Kontaktes mit der Außenwelt zu fördern. »In der Funktionellen Entspannung gibt es dafür Erfahrbares: das Spüren der Haut, der Körperöffnungen im Mundbereich und im Bauch-Becken-Raum, das Wahrnehmen vom Habendürfen und Hergeben, vom Aufnehmen und Durchlassen, das Vertrautwerden mit seinem Leib, dem erlebenden Körper und seinem Geschlecht, der Lust am Wechselspiel der Gegensätze, an der Veränderung. Die Funktionelle Entspannung vermittelt auf ganz spezifische Weise Beziehungen, Drang und Entladung, Lustempfindung, Spontaneität und Sinn für Polaritäten.« (ebenda) Natürlich wird hier angesichts der Orientierung an den Begriffen der sensiblen, oralen, analen und ödipalen Phase sehr deutlich, daß die Funktionelle Entspannung ihren Ursprung im Bereich der psychoanalytischen Denkweise hat. Äußerungen wie »Öffnungen stellen eine durchlässige Verbindung dar, sei es in unserem eigenen Innenraum, sei es von ihm zur Außenwelt und umgekehrt. Die Haut bildet eine Hülle, den Schutz für unsere Gestalt, die Grenze zwischen Innen und Außen. Die Poren kann man zu den ›Löchern‹ zählen. Über sie läßt sich die Durchlässigkeit von innen und außen gut vorstellen – ›einbilden‹. Die Haut ist ein Kontaktorgan«[145], lassen aber das Potential für die offene Prävention erahnen, das in dieser Methode steckt. Ich könnte mir durchaus vorstellen, daß sie als Basis und Anregung dienen könnte, um eine Technik zu entwickeln, die, des psychoanalytischen Hintergrundes entkleidet, ganz allgemein das Gespür für den Körper als offenes System schulen würde. Eine solche Methode wäre ein leises, aber intensives Sensibilitätstraining, das die ungezählten »Poren« unseres Körpers geradezu auswaschen würde. Daraus könnte dann etwas resultieren, was Feldenkrais folgendermaßen beschreibt: »Nach jeder Sitzung haben meine Schüler das Gefühl des Wohlbefindens: sie fühlen sich größer, leichter und atmen freier. Oft reiben sie sich die Augen, als ob sie aus festem, erfrischendem Schlaf erwacht wären, und die meisten sagen, sie fühlten sich entspannt. Der Schmerz ist immer gelindert, oft verschwunden. Fast immer verschwinden auch einige Falten und Fältchen im Gesicht. Die Augen werden heller und größer, die Stimme wird etwas tiefer und hat mehr Resonanz. Der Schüler wird wieder jugendlich.«[146]

Denkbar wäre es durchaus, für ein solches Training auch Elemente anderer Therapieformen zuzuziehen. Ich denke vor allem an die Eutonie, begründet von G. Alexander, und die Konzentrative Bewegungstherapie, von E. Gindler entwickelt und von H. Stolze vor allem in den sechziger Jahren bekanntgemacht. Alle diese Techniken enthalten Elemente, die durchaus aus ihrem ursprünglich psychoanalytisch-psychosomatischen Hintergrund herausgelöst werden könnten. Derart von Konkurrenzdenken befreit, könnten sie zu einem Training verschmolzen werden, das durch Förderung der Eigen- und Fremdwahrnehmung den Inbegriff offener Präventionswirkung entfalten könnte.

In diesem Zusammenhang möchte ich schließlich noch auf die Bedeutung des Spiels hinweisen. Wohl jeder Erwachsene erinnert sich mit Freude an Spiele im Freien. An Versteckspiele in großen Gärten, an mit Eifer konstruierte Baumhütten, Indianerspiele und Ballspiele. Man war an der frischen Luft, genoß die Sonne und auch den Regen, bewegte sich intensiv und abwechslungsreich. Körperkontakt gehörte dazu, ebenso der Kontakt mit Boden, mit Erde, mit Bäumen und Gräsern. Tiere spielten eine wichtige Rolle als Kameraden beim Umhertollen oder als Schmusepartner. In diesem Sinn könnte man das Spiel geradezu als Integration, als Inbegriff einer den Anforderungen der offenen Prävention gerecht werdenden Lebensform bezeichnen. Eine weitere alte Weisheit bestätigt sich hier in einem neuen, unerwarteten Licht: Spielen erhält tatsächlich gesund und jung. Daß die meisten Menschen mit dem sogenannten Erwachsenwerden den Zugang zum Spiel weitgehend verlieren, erscheint somit besonders bedauernswert. Sie geben damit eine Quelle des Lebens und der geistigen, seelischen und körperlichen Gesundheit preis. Männer sind in dieser Hinsicht wohl noch schlimmer betroffen als Frauen. Das konventionelle Bild des Mannes verlangt vom männlichen Jugendlichen schon sehr früh die schrittweise Preisgabe jeder Kindlichkeit. Hüpfen und Springen weicht wiegendem Schreiten, echte Fröhlichkeit und Verspieltheit wird dem lebenslänglichen Imponiergehabe geopfert. Vielleicht kommt den Frauen neben ihrem anderen Rollenbild auch der Umgang mit Kindern zugute, der von ihnen Sinn für spielerischen Umgang mit Körper und Umgebung fordert. Anders als für Männer, die oft im Beton der Männlichkeit gefangen sitzen, ist für sie Singen und Spielen zumindest im Umgang mit den Kindern erlaubt. Noch viel ausgeprägter ist dies in den vorher angesprochenen Bereichen der Zärtlichkeit und des Körperkontakts. Schon als Mädchen erleben die Frauen im allgemeinen einen ungleich reicheren und selbstverständlicheren Umgang mit diesen Aspekten. Aber auch im Erwachsenenleben sind sie durch wesentlich weniger diesbezügliche Tabus behindert, und mindestens im Umgang mit den Kleinkindern erfährt ihr Leben nochmals einen Höhepunkt an Körperkontakt, Wärme und narzißtischer Geborgenheit, wogegen Männer doch nur allzu oft in der Kälte zärtlichkeitsfremder Kontaktscheu erstarrt sind, die sie allenfalls in sexualisierter Form hie und da zu durchbrechen suchen. Mit zunehmendem Alter dann allerdings holt auch die Frauen die Vorstellung ein, was sich in einem gewissen Alter schickt beziehungsweise nicht schickt, und die Dürre hält bestürzend rasch Einzug. Wo das Ende dieser Entwicklung ist, weiß jeder Arzt, der einmal alte Menschen untersucht hat, die derart hart und steif geworden sind, daß sie sich auf der Untersuchungsliege nicht mehr ausstrecken können. Wie erschreckend groß ist da der Unterschied zu Kindern in derselben Situation, die, wenn sie nicht gerade schreien, auch mal mit Hingabe an der großen Zehe ihres Fußes saugen!

Offene Prävention und die Liebe zur Erde

Das Haus, in dem ich meine Kindheit verbrachte, befindet sich am Rand einer kleinen Stadt. Damals stand auf der anderen Seite der Straße ein altes, schloßartiges Gebäude mit großem

Umschwung. Darauf standen mächtige, alte Bäume, die zusammen mit einer ungemähten Wiese ein fast undurchdringliches Dickicht bildeten. Nachts hörte man das Rauschen ihrer Zweige und den grellen Schrei des Käuzchens und sein befriedigtes Gurren danach. Am Morgen wurde man von einem fast ohrenbetäubenden Konzert der Vögel geweckt. Man konnte ihr Hin- und Herhüpfen in den Zweigen beobachten, und im Winter fütterte man sie mit allerlei Kernen. Eine bunte Schar war es, die sich da auf dem Fenstersims versammelte. Blaumeisen, Rotkehlchen, Amseln, Drosseln, Grasmücken und Rotschwänze und viele andere waren da. Eine Sensation war der Besuch von Dompfaffen mit ihren purpurnen Köpfen, über Spatzen ärgerte man sich, weil sie mit ihrer Aggressivität die anderen Vögel zu verdrängen suchten. Eichhörnchen huschten durch die Nadeln einer mächtigen, uralten Fichte und vollführten wahre Seiltänzerkünste an den hängenden Zweigen einer Flatterulme. Im Aprikosenspalier hatte sich ein Vogel eingerichtet und kleine, grün gepunktete Eier gelegt, und der Flieder war buchstäblich übersät mit gaukelnden Schmetterlingen, die sich an seinen duftenden Blüten gütlich taten. Im Turm der nahegelegenen Stadtmauer hatten sich Falken eingenistet. Wenn sie am Himmel kreisten, so war ihr heller, mutiger Schrei weithin hörbar.

Heute steht an Stelle des alten Schlosses ein Mehrfamilienhaus, umgeben von einem giftgrünen Einheitsrasen. Die Fichte wurde umgelegt und eine Garage mit gepflastertem Vorplatz gebaut. Die Flatterulme wird jedes Jahr von ekelerregenden Schädlingen heimgesucht. Kauz und Eule sind längst verschwunden. An Vögeln sind die Amseln und die Spatzen geblieben. Ein Eichhörnchen habe ich seit Jahren nicht mehr gesehen. Der Turm wurde zum Festlokal einer Fastnachtsgesellschaft ausgebaut. Eines Tages waren, wie zu erwarten, die Falken nicht mehr da. Aber auch die Tauben nisten nicht mehr im alten Gemäuer. Der Efeu nimmt eine ungesund rostrote Farbe an, was vermuten läßt, daß auch die Tauben nicht ohne Grund ausgezogen sind.

166

Nachts fehlt das Rauschen der Bäume und der intensive Duft der blühenden Pflanzen. Eine unangenehm sirrende Straßenlampe und das Grollen des Verkehrs auf der nahen Autobahn stören den Schlaf. Schmetterlinge sind zu einer Seltenheit geworden. Meist sind es Kohlweißlinge, die ab und zu als Einzelstücke am immer noch bestehenden Flieder zu finden sind.

Eine erschreckende Geschichte, vor allem, weil sie so alltäglich ist. Meist nimmt man die Veränderungen kaum wahr, obwohl sie in geschichtlich ultrakurzer Zeit geschehen. Die Vögel stehlen sich davon, oder ihr Nachwuchs bleibt aus. Ein Schmetterling weniger, und noch einer weniger. Man bemerkt es kaum. Wo sind die Eichhörnchen geblieben? Ach ja, die Eichhörnchen! Früher sah man doch immer mal einen dieser putzigen Gesellen über die Straße huschen. Im Tal hinter dem Hügel wird eine Autobahn gebaut. Ihre mächtigen Pfeiler stehen brutal im Wasser des Flußbettes. Der Fluß selbst gurgelt düster im steinernen Sarg, während sich darüber die Autos jagen. Hier war eine freundliche Flußaue, mit Buschwald, Wiesen und Fischen, die sich in sonnenbeschienenen Tümpeln wärmten. Früher, als man als Kind mit den Eltern dort spazierte.

Eine Präventivmedizin, die sich der Prinzipien der Selbstorganisation bewußt ist, wird diese Entwicklung mit besonderer Sorge verfolgen. Daß wir durch die galoppierende Umweltzerstörung unsere eigenen Lebensgrundlagen zerstören, ist mittlerweile bereits eine Binsenwahrheit (ohne daß freilich deswegen viel dagegen unternommen würde). Daß wir selber ein Teil dieser gefährdeten Welt sind, bekommt aber jetzt eine zusätzliche Dimension. Nicht nur sind wir natürlich denselben Problemen ausgesetzt wie unsere Umwelt, sondern wir zerstören mit ihr ganz real eine für unseren Organismus lebensnotwendige Quelle der existenzsichernden Ordnung. Es geht hier gewiß nicht mehr um Sonnenschutzfaktoren, Emissions- und Immissionsgrenzwerte und pH-Messungen. Vielmehr wird dem »System« Mensch seine Grundlage entzogen, die es braucht, um überhaupt seine Struktur aufrechtzuerhalten. Wer dies eingesehen hat, wird Umweltschutz, Tierschutz und Pflanzenschutz unter ganz neuen Vorzeichen sehen. Eine intakte, vielfältige und unverletzte Umwelt wird zum Spiegel eines gesunden Menschen. »Zuerst stirbt der Wald, dann wir«, ein bei Umweltschützern beliebter Slogan, könnte dadurch eine neue, bedrohlich düstere Interpretation erhalten. Wer nie mehr das Rauschen eines Waldes hört, sondern nur jenes der Automotoren, wer sich seine Bräune im Solarium holt, wer nie mehr den Geruch frisch gemähten Grases riecht, sondern nur noch den von Benzin und Verbrennungsanlagen, wer nie mehr Erde und Pflanzen unter seinen Füßen spürt, sondern nur noch Beton und Asphalt, der wird an Körper und Seele krank.

Ein wahrhaft gesunder Mensch ist also mit seiner natürlichen Umgebung eng verknüpft. Er kann niemals als für sich abgeschlossener Teil betrachtet werden, ohne daß geradezu seine Existenzgrundlage verlorengeht. »Die Erde ist ein Organismus, in dem Pflanzen, Tiere und Menschen wie Zellen sind. Jede winzige Kleinigkeit in diesem Organismus hat ihre bestimmte Aufgabe zu erfüllen, und nur wenn das stets in guter Harmonie übereinstimmt, lebt, blüht und gedeiht dieser Organismus.«[147] Es ist kein Zufall, daß dieses Zitat von Bruce Elijah, einem Oneida-Irokesen, stammt. Es scheint, daß die indianischen Kulturen die erwähnte Zusammengehörigkeit der Einstellung des Menschen zur Natur und zu sich selbst längst kannten. Eine Fülle von Zitaten läßt darauf schließen. Liest man sie, so wird einem als Vertreter der weißen, christlich-abendländischen Kultur das Herz schwer.

»Der Lakota-Indianer«, so erinnert sich der Indianer Standing Bear[148], »war ein echter Sohn der Natur, er liebte sie, die Erde und alles, was auf ihr lebte … Verwandtschaft mit allen Lebewesen der Erde, des Himmels und des Wassers fühlen war ein aufrichtiger und wichtiger Grundsatz im Leben der Lakotas. Sie achteten Tiere und Vögel wie ihre Brüder und Schwestern und begegneten ihnen ohne jede Furcht. Manche Lakotas fühlten sich ihren gefiederten und Pelz tragenden Nachbarn so nahe, daß sie die Sprache der wilden Geschöpfe verstehen konnten. Der alte Lakota war weise. Er wußte, daß fern von der Natur das Herz des Menschen verhärtete; und er wußte: wer Pflanzen und Tiere nicht achtet, wird auch bald seine Achtung vor dem Menschen verlieren. Deshalb sah er darauf, daß die jungen Leute sich dem besänftigenden Einfluß der lebendigen Natur nicht entzogen.«

Besser kann mein Anliegen nicht wiedergegeben werden. »Jeder Mensch ist ein Teil des Ganzen, keiner kann sich dem entziehen, keiner steht außerhalb oder hat weniger damit zu tun (Mad Bear).«[149]

Das Konzept der offenen Prävention bestätigt solche Einschätzung aufs genaueste. Zweifellos ist mit dieser Einsicht ein politischer Auftrag verbunden. Es geht darum, aus einer tiefen inneren Verbundenheit für die Erhaltung der natürlichen Lebensgrundlagen zu kämpfen. Die Stärke der offenen Prävention ist dabei, daß sie auf moderner Naturwissenschaft fußt und sich damit vielleicht in einer technikgläubigen Welt etwas Prestige und Gehör verschaffen kann. Ihr Problem ist, daß sie mit ihrem Anliegen dem Trend der Zeit zuwiderläuft. Mit dem Siegeszug der Computertechnik und der greifbaren Nähe einer multimedialen Welt der totalen Illusion gerät die Verfremdung der Umwelt in eine neue Dimension. Die perfekte Darstellung einer synthetischen Welt mit dreidimensionalen, animierten Trickbildern von kalter Schönheit und Perfektion und unbegrenzter digitaler Geräusch- und Tonimitation, untermalt von vollsynthetischer Musik einer hochtechnischen Rhythmik aus gnadenlosen Tonmaschinen, schleicht sich mehr oder weniger unbemerkt über alle Kanäle der Medien, sei es Kino, Fernsehen, Computerspiele oder auch nur die Printmedien, in unsere Erlebniswelt hinein und verdrängt zusehends die natürliche Umwelt. Neue »Erlebniscenter«, in denen man sich eine Art Helm überstülpt, worin über Monitor und Lautsprecher eine völlig künstliche Welt suggeriert wird, zeigen eine erschreckende Zukunft auf. Man bewegt sich in einer künstlichen Umgebung in einem künstlichen Abenteuer, reagiert auf künstliche Reize und schießt mit Laserkanonen auf künstliche Gegner. Was wird aus einem Menschen in einer solchen Umgebung? Vielleicht geben uns die Kids der Rap-Generation eine erste Antwort, die beim Tanzen von einem Roboter nicht mehr zu unterscheiden sind.

Der Mensch, ein Superroboter?

»Groß ist unser Herr und groß seine Macht und seiner Weisheit kein Ende. Lobet ihn, Sonne, Mond und Planeten, in welcher Sprache immer euer Loblied dem Schöpfer erklingen mag. [...] Ich danke dir, Schöpfer und Herr, daß du mir diese Freude an deiner Schöpfung, das Entzücken über die Werke deiner Hände geschenkt hast. Ich habe die Herrlichkeit deiner Werke den Menschen kundgetan, so weit mein endlicher Geist deine Unendlichkeit zu fassen vermochte.«[150] *(Johannes Kepler)*

Was wird aus dem »offenen System Gehirn«, wenn es in eine immer künstlichere Umgebung mit immer synthetischeren Reizen gerät? Einer, der mit intuitiver Weitsicht schon lange vor den unabsehbaren Konsequenzen solcher Entwicklungen warnt, ist der große Informatiker und Philosoph Joseph Weizenbaum. Bekannt ist vor allem eine Geschichte, die er in seinem Buch »Die Macht der Computer und die Ohnmacht der Vernunft«[151] erzählt.

Weizenbaum wurde in den sechziger Jahren als Schöpfer des Computerprogramms ELIZA berühmt. Dieses Programm war für die damaligen Urzeiten der Computertechnik tatsächlich sensationell, war es doch in der Lage, über das angeschlossene Schreibmaschinenterminal ein »Gespräch« mit einem Menschen zu führen. Das war allerdings nur über den Kunstgriff möglich, daß das Programm der Gesprächstechnik eines an Roger orientierten Psychotherapeuten nachempfunden war. Diese beruht vereinfacht gesagt darauf, durch geschicktes »Echo« auf die Aussagen des Patienten diesen zur fruchtbaren Auseinandersetzung mit sich selber anzuregen. Der persönliche Beitrag des Therapeuten zum Gespräch ist daher sehr gering, was die Imitation durch den Computer erst möglich machte.

Das Programm erfreute sich großer Beliebtheit und wurde bald auf den Namen »Doctor« umgetauft. Weizenbaum erzählt in seinem Buch: »Ich konnte bestürzt feststellen, wie schnell und wie intensiv Personen, die sich mit ›Doctor‹ unterhielten, eine emotionale Beziehung zum Computer herstellten und wie sie ihm eindeutig menschliche Eigenschaften zuschrieben. Einmal führte meine Sekretärin eine Unterhaltung mit ihm; sie hatte seit Monaten meine Arbeit verfolgt und mußte von daher wissen, daß es sich um ein bloßes Computerprogramm handelte. Bereits nach wenigen Dialogsätzen bat sie mich, den Raum zu verlassen. Ein andermal äußerte ich die Absicht, das System so zu schalten, daß man alle Unterhaltungen abrufen konnte, die zum Beispiel in einer Nacht mit ihm geführt worden waren. Sofort wurde ich mit Vorwürfen überschüttet, mein Vorschlag laufe darauf hinaus, die intimsten Gedanken anderer auszuspionieren; ein deutliches Anzeichen dafür, daß sich die einzelnen mit dem Computer unterhalten hatten, als sei er eine Person, der man sich in geeigneter und sinnvoller Weise über Privatangelegenheiten mitteilen konnte.«

Weizenbaum war bestürzt über diese Erfahrung. Noch mehr entsetzte ihn aber die Tatsache, daß in psychiatrischen Fachkreisen ernsthaft darüber nachgedacht wurde, ob der Computer nicht gewissermaßen als Superpsychiater in Polikliniken eingesetzt werden könne, um billig und zuverlässig Gespräche mit mehreren »Patienten« gleichzeitig zu führen. Weizenbaum wurde zu einem der profiliertesten Kritiker der am Horizont der Zukunft aufscheinenden »Computerworld«.

Nun, vielleicht ist ja ein Computer wirklich ein besserer Zuhörer als mancher Mensch! Warum soll man ihm nicht seine Gedanken und Gefühle anvertrauen? So könnte man vielleicht zu Recht fragen. Weizenbaum meint, daß die »Einführung des Computers in unsere bereits hochtechnisierte Gesellschaft [...] die früheren Zwänge verstärkt und erweitert, die den Menschen zu einer immer rationalistischeren Auffassung seiner Gesellschaft und zu einem immer mechanistischeren Bild von sich selbst« treibt, welches in der Frage gipfelt: »Zu welcher technischen Gattung gehört die menschliche Art?« Der Mensch, nicht mehr und nicht weniger als eine Art Superroboter? Damit, so glaubt Weizenbaum, hat eine unheilvolle Entwicklung den Sieg davongetragen, »die einzig der modernen Naturwissenschaft zutraut, daß man von ihr etwas Zuverlässiges über die Welt erfahren könne«.

Dieser Gedankengang überzeugt mich allerdings nicht vollständig. Immerhin könnte man sich ja zum Beispiel auch auf den Standpunkt Keplers stellen, wie er am

Anfang dieses Abschnittes zitiert wird. Eine andere Aussage von Weizenbaum läßt uns jedoch aufhorchen. Seine große Angst ist es nämlich, daß »die Befürworter einer Psychotherapie, die über Computer erfolgt, vielleicht lediglich Vorboten eines Zeitalters [sind], in dem der Mensch schließlich nur noch als ein Uhrwerk betrachtet werden kann«.

Hier ist es wieder, das Bild des Uhrwerks, Symbol der Gleichgewichtsthermodynamik, das immer dann erscheint, wenn die Prinzipien der offenen Prävention verletzt werden! In der Tat, warum soll die Seele des Menschen anders konstruiert sein als Körper und Geist? Warum soll sie nicht auch den Gesetzen der Selbstorganisation gehorchen? Warum soll ausgerechnet sie nicht unter der modernen Lebensweise leiden?

Gewiß, das so verbreitete Gefühl der Sinnlosigkeit, das »existentielle Vakuum« in unserer Gesellschaft, wie es der berühmte Psychoanalytiker Viktor E. Frankl zu bezeichnen pflegte[152], hat mannigfache Ursachen. Eine dieser Ursachen ist aber, davon bin ich überzeugt, das immer schmerzlicher fehlende Erlebnis einer natürlichen, unverletzten Umwelt. Warum leben wir? Warum sterben wir? Wozu sind wir da? Mit Kepler möchte man sagen: Wer niemals die mystische Weite und die tiefe Stille einer funkelnden Sternennacht erlebt hat, wird kaum eine gültige Antwort darauf finden. Es ist zu befürchten, daß die ständige Verletzung der Prinzipien der offenen Prävention nicht nur zu einer Verkümmerung des Körpers, sondern auch der Seele führt.

Offene Prävention und die Frauen

»Vor einiger Zeit meldete sich ein Leiter einer experimentellen theologischen Arbeitsgruppe und bat mich, mit seinen Leuten einmal pro Woche zwei Stunden Konzentrative Bewegungstherapie zu üben [...] Zur vereinbarten Zeit ergoß sich in meine Praxis eine geballte Ladung, überwiegend Männer im Alter von 30 bis 70 Jahren. Alle hatten Trainingsanzüge und Turnhosen an. Schon der erste Eindruck überwältigte mich so, daß ich mir wie ein Zwerg unter Hünen vorkam. Der erste, der den Gruppenraum betrat, nahm den großen roten Ball und knallte ihn so gegen die Wand, daß ich glaubte, meine eingezogenen Holzwände krachten zusammen. Dem zweiten, der zur Tür hereinkam, pfefferte er das Monster an Ball so entgegen, daß dieser taumelte. Der zweite begrüßte den dritten, der hereinkam, auf die gleiche Weise, und so ging es weiter. Der zweite etwas kleinere Ball kam in Umlauf, und so setzte sich das wilde harte Spiel in rascher Folge fort. Ich zog vor, mich vor meine Fenster zu stellen, in der Hoffnung, sie schützen zu können. Der Raum dröhnte vom Lachen und von ›Vorsicht‹-Rufen. Nach einer Weile entdeckten die Teilnehmer meine Holzkugeln und die Gymnastik- und Wollbälle. Es bildete sich ein Kreis, in dem alle Bälle im Umlauf waren, auch die Holzkugeln wurden geworfen. Zwischendurch bemerkten einige nebenbei, ich sei bestimmt versichert, und ohne eine Antwort abzuwarten, warfen sie weiter. Mein lautstarker Einwand, sie sollten so werfen, daß sie ihre Würfe selbst verantworten könnten, ging gänzlich unter und hinterließ bei mir das Gefühl, etwas Unangebrachtes gesagt zu haben. So verlief eine halbe Stunde. Die ersten ruhigen Minuten veranlaßten mich zu der Aufforderung, alle sollten sich von ihrem Standort entfernen und sich Bälle oder Kugeln nehmen und weitergeben. Ein wildes Gerangel, in dem sie sich die Bälle aus den Händen rissen, war die Folge. Die beiden Ältesten kämpften um den dicken großen Ball. Das Getümmel verstärkte sich noch, als sie meiner Anregung folgten, die Au-

gen zu schließen. Für die meisten war die ungewohnte Situation der geschlossenen Augen nicht durchzuhalten. Sie blinzelten und warfen sich mit halbgeschlossenen Augen Bälle zu. Selten wurden meine Vorschläge so wenig befolgt wie an diesem Abend. Ich forderte sie auf, sich bewußtzumachen, wie sie den Ball gaben, wie sie ihn bekamen oder ihn sich nahmen. Wenige waren dazu imstande, bei der Begegnung mit einem Partner die Augen zuzulassen. Sie blinzelten sich zu, bevor sie sich trennten, und schlugen sich begütigend oder lachend auf die Schulter. Ein ruhiger Umgang wurde regelmäßig durch andere gestört, die ihre Augen öffneten und wieder Bälle warfen, wodurch sie diejenigen, die die Augen geschlossen hielten, verunsicherten.«[153] (Gräff)

Dieses Zitat fand ich in einem grundlegenden Werk über Konzentrative Bewegungstherapie von Christine Gräff. Die Autorin schildert diese Begebenheit in ihrem Buch unter der Überschrift »Hemmung und Aggression« und weist der Tatsache, daß es sich bei den Teilnehmern um Theologen handelte, die zu einer belastenden und Disziplin abverlangenden Intensivwoche versammelt waren, große Bedeutung zu. Warum aber ist es ihr einziges Beispiel, in welchem Männer die Mehrzahl der Gruppenmitglieder ausmachen? Warum erzählen fast alle der übrigen Beispiele in ihrem Buch von Teilnehmerinnen? In der Tat, Kurse für Massage, für Autogenes Training, Jazzgymnastik, Aerobic, Ausdruckstanz, Stretching – sie alle werden in überwiegendem Maße von Frauen besucht. Ist es Zufall, daß ausgerechnet die Funktionelle Entspannung, die Konzentrative Bewegungstherapie und die Eutonie alle zu den wenigen medizinischen Therapierichtungen gehören, die von Frauen begründet wurden oder in denen Frauen zumindest federführend sind?

Eine Mädchengruppe in einer Rhythmikstunde ist ein Erlebnis. Mit Hingabe wird massiert, und Körperarbeit stößt auf Begeisterung. Es entsteht eine entspannte, spielerische und fast zärtliche Atmosphäre, wie man sie prompt auch in weiblichen Gymnastikgruppen im Bereich der Physiotherapie wiederfindet. Es ist erstaunlich, daß Christine Gräff nach allen möglichen Erklärungen sucht, um zu deuten, was in der geschilderten Gruppensitzung geschah. Für mich ist es schlicht und einfach die amüsante und treffende Beschreibung dessen, was geschieht, wenn man auf die Idee kommt, einer Gruppe von Männern so etwas wie Konzentrative Bewegungstherapie beizubringen.

Der weitere Verlauf ihrer Beschreibung ist denn auch sehr illustrativ. Die Gruppenstunde ging mit einer zerbrochenen Deckenlampe und einem ebenso durch ein Wurfgeschoß beschädigten Bild relativ glimpflich zu Ende, abgesehen davon, daß sie eine erschöpfte und ziemlich ratlose Gruppenleiterin zurückließ. Diese versuchte sich einigermaßen durchzuschlagen, indem sie sich in den folgenden Stunden mit »sich gegenseitig durchklopfen« und etwas geordneteren Ballspielen zu behelfen suchte. Tatsächlich stieß ihr Vorgehen auf Resonanz. »Wir gehen jedes Mal ganz high von ihnen weg. Sie sollten mal die Männer hören, wie die schwärmen«, erzählte bezeichnenderweise eine der beiden einzigen Gruppenteilnehmerinnen, was die Autorin offenbar veranlaßte, den zitierten Bericht als Beispiel für den geglückten Umgang mit dem, was sie »Hemmung und Aggression« nennt, aufzuführen. In Wirklichkeit ist es doch aber ebenso der Bericht eines wesentlichen Scheiterns, was die Vermittlung von etwas feineren und sensibleren Inhalten der konzentrativen Bewegungstherapie betrifft. Außerdem ist die Rolle, welche die Therapeutin und auch die beiden involvierten Teilnehmerinnen einnehmen, geradezu klassisch für das weibliche Verhalten in solchen männerdominierten Situationen. Nicht nur, daß sie es akzeptieren, völlig an den Rand gedrängt zu werden. Mehr noch: Sie passen sich vollständig an und sind am Ende noch davon überzeugt, an einem fruchtbaren Prozeß teilgenommen zu haben.

Obwohl sich dieses Beziehungs- und Verhaltensmuster allüberall und tagtäglich abspielt, wurde es meines Wissens erst im Zusammenhang mit der aufkommenden Kritik an der Koedukation in Schulen wirklich systematisch beobachtet und festgehalten. Christa Mulack schreibt in ihrem bemerkenswerten Buch »Natürlich weiblich«[154] darüber: »Nicht Gleichberechtigung erfahren Mädchen in koedukativen Schulsystemen, sondern die vorgezogene Konfrontation mit einem ungerechten Gesellschaftssystem, die frühestmögliche Einübung in Verzicht, Zurücknahme, Passivität, Unterbewertung und Dienstleistungsverhalten, in das Einüben einer psychosozialen Randexistenz, die sich auf geistiger Ebene genauso niederschlägt wie auf räumlicher.« Und an anderer Stelle: »Während sich Mädchen auch für die Interessen und Bedürfnisse der Jungen einsetzen und sich für die Herstellung eines gleichberechtigten Miteinander verantwortlich fühlen, bestehen Jungen darauf, ihre dominante Position geltend zu machen. Genau wie Männer ignorieren auch sie das Rederecht anderer, um sich selbst durchzusetzen. Hinzu kommt ihre stärkere Tendenz, Scherze und Witze als sprachliche Waffe zu gebrauchen und besonders gegen Mädchen (aber auch gegen Jungen) in obszöner und aggressiver Weise zu richten. Verbal und nonverbal zwingen Jungen den Mädchen ein bestimmtes Redeverhalten auf. In Unterrichtsgesprächen fordern sie mehr Aufmerksamkeit für sich, als sie bereit sind, den Mädchen zu gewähren. Sie zeigen sich sehr viel schneller als diese desinteressiert und unkonzentriert und signalisieren damit den Mädchen, daß das, was sie zu sagen haben, unwichtig ist.«[155] Das parallele Zitat von Christine

Gräff über die letzte Lektion ihres »erfolgreichen« Theologenkurses: »Meist sprachen mehrere auf einmal, ständig waren irgendwelche Aktionen ›in Gang‹ [...] Das Schlußfeedback war ebensowenig ergiebig wie die früheren Gesprächsrunden, weil in ihrem Verlauf viele Interaktionen liefen. Ernsthafte Ansätze bei den einen wurden immer wieder durch scherzhafte Bemerkungen der anderen im Keim erstickt.«[156]

In einem auf diese Weise von Männern bestimmten Klima funktioniert nicht nur eine Gruppentherapie in Funktioneller Entspannung nicht. Autogenes Training, Erhaltung einer natürlichen Umwelt, Massage, gesunde Lebensweise, vollwertiges Essen – alles wird nur zu oft der Lächerlichkeit preisgegeben oder zumindest geringschätzig abgelehnt. Man kann geradezu pauschal behaupten, daß kein einziges Anliegen der offenen Prävention in von Männern bestimmten Gesellschaften zu seinem Recht kommt. Sogar das Anliegen der körperlichen Bewegung wird vom männlichen Verhalten ad absurdum geführt, indem der Körper in Konkurrenz mit sich selber und mit Rivalen zu unempathischer Höchstleistung gezwungen wird und körperliche Bewegung so zu einer weiteren Spielart männlichen Ehrgeizes und männlicher Selbstdarstellung wird. Wie sehr auch dies wieder zur groben Belastung vor allem der lebenden Umwelt werden kann, zeigt zum Beispiel der aktuelle Boom der Mountainbikes, wo mit erbarmungslosem Eifer und pubertärem Leistungsstolz durch den Wald gepflügt wird, ohne die geringste Rücksicht auf etwas stillere Waldbewohner zu nehmen.

Frauen sind in einem auf diese Weise männlich geprägten Klima im eigentlichen Sinne heimatlos, wie es Christa Mulack im Untertitel ihres Buches nennt. Das Merkwürdige aber ist, daß sie sich dessen offenbar kaum bewußt sind. »Trau keiner Vertreterin des eigenen Ge-

schlechts«[157] scheint noch immer das allzu rasch präsente Schlagwort zu sein. Nach Christa Mulack hat dies allerdings System: »Durch einige Jahrtausende Patriarchatsgeschichte hindurch wurde Weiblichkeit gegenüber dem Männlichen abgewertet. Der Mann galt als Urbild des Menschen schlechthin, das weibliche Geschlecht hingegen als minderwertige Abweichung von der Norm. Die Auswirkungen dieser Wertung reichen bis in die Gegenwart. Zu ihnen gehört unter anderem das spezifisch weibliche Minderwertigkeitsgefühl wie auch die generelle Abwertung alles Weiblichen durch die Frau und den Mann. Die Folgen dieser Wertung sind:
– Verachtung des Weiblichen bis hin zum weiblichen Selbsthaß;
– mangelnde Solidarität unter Frauen, da sie gelernt haben, sich als Rivalinnen aufzufassen und um die Gunst und Anerkennung des Mannes zu buhlen;
– die Selbstentwertung alles Weiblichen durch die Frau bei gleichzeitiger Höherbewertung alles Männlichen [...]«

Und weiter: »Alle gesellschaftlichen Einrichtungen, ja unser ganzes Weltbild, basieren auf dem Modell weiblicher Minderwertigkeit, das in philosophischen und religiösen Lehrgebäuden, in geistes- und naturwissenschaftlichen Daten wie auch in politischen Ideologien wiederzufinden ist. Die tiefgreifenden Wirkungen dieses Minderwertigkeitsmodells sind längst noch nicht auf allen Ebenen bewußt und untergraben noch heute selbst die liberalsten, aber eben auch feministische Ansätze. Hier bedarf es einer harten Bewußtseinsarbeit, der nicht schon damit gedient ist, daß wir einfach auf ein anderes Wertigkeitsmodell umsteigen, bevor nicht grundlegende Erkenntnisprozesse abgelaufen sind, aber auch unser Gefühlshaushalt umgestellt wurde, was nicht einmal immer möglich sein wird.«[158]

Genau an dieser Stelle sehe ich die Chance der offenen

Prävention für die Frauen und umgekehrt. Ohne in den Fehler verfallen zu wollen, einmal mehr ein Frauenbild von außen zu konstruieren, glaube ich doch, daß die offene Prävention eine Sprache sein könnte, der sich die Frauen bedienen könnten, um eine eigene Identität und ein eigenes Wertbewußtsein zu schaffen. Es ist dies nicht eine willkürliche Annahme, sondern lediglich eine Auslegung der bisher dargelegten Erfahrungen. Ausgehend von der offenbar natürlichen Affinität der Frauen zu der Methodik der offenen Prävention, zu ihrer Grundhaltung des Verbundenseins mit der natürlichen Umgebung und der Idee des Durchlässigseins, ergibt sich ganz zwanglos die Vermutung, daß diese Einstellung vielleicht ureigenste Möglichkeit des Weiblichen, ja sogar dessen eigentliche Verkörperung sein könnte.

Bei verschiedensten Gelegenheiten machte ich denn auch die Beobachtung, daß körperliche Bewegung, die Beachtung von Ernährungsgrundsätzen, eine den Prinzipien der offenen Prävention entsprechende Kosmetik (wie etwa Kneippsche Güsse u.ä.) und Methoden wie Autogenes Training oder Funktionelle Entspannung Frauen bei der Entwicklung eines tragfähigen Selbstverständnisses eigentlichen Boden unter den Füßen vermittelten und ihnen die Möglichkeit gaben, sich selber weiterzuentwickeln, ohne sich dabei an ein männliches Konzept zu verlieren. Die intensive Identifikation mit der Grundhaltung und den Methoden der offenen Prävention gab ihnen vielmehr die Möglichkeit, sich von den patriarchalen Wertmustern abzugrenzen und eine echte, lebenswerte Alternative zu präsentieren. Gerade in der körperlichen Bewegung steckt meines Erachtens ein enormes Potential für die Entwicklung eines positiven weiblichen Selbstverständnisses. Körperliche Aktivität gilt nach wie vor als männliches Betätigungsfeld und wird mit Verhaltensweisen wie Wettbewerb, Ehrgeiz und Härte assoziiert. Offene Prävention schlägt ein ganz anderes Verständnis von körperlicher Aktivität vor. Statt sich die Lunge aus dem Leib zu keuchen, das Herz ans Limit zu bringen und den Konkurrenten im Visier zu haben, geht es vielmehr um das ganzheitliche Erlebnis einer systemgerechten Belastung des Körpers, verbunden mit dem harmonischen Erlebnis der natürlichen Umgebung und dem lustvollen Austausch mit ihr. Frauen, die sich diesem Konzept öffnen, haben die Chance, damit ein ganz anderes Körpergefühl zu entwickeln, einen neuen körperlichen Selbstwert und ein lustvolles Erleben der eigenen Leistungsfähigkeit, das sich zweifelsohne auch auf ihren Gesundheitszustand und insbesondere auch auf ihre psychische Konstitution auswirken wird. Frauen, die auf diese Weise Sport betreiben, werden bestimmt nicht vermännlicht, gleichzeitig aber durch ein neues Vertrauen in ihren Körper dem männlichen Körperkonzept anders und selbstbewußter begegnen können. Abgesehen davon gibt es auch zunehmend Arbeiten, die gerade den gesundheitlichen Profit für Frauen und besonders für Frauen in und nach den Wechseljahren betonen, der sich aus regelmäßiger körperlicher Aktivität ergibt.[159]

Der Bezug auf das Konzept der offenen Prävention, die daraus sich ergebende Art der Beschäftigung mit sich und dem eigenen Körper und die Verbundenheit mit der lebensspendenden natürlichen Umgebung könnten meines Erachtens den Frauen eine Position der Stärke vermitteln, aus der heraus es sich erübrigte, weiterhin Energien im Kampf um eine Gleichberechtigung zu verschleißen, die ihnen letztlich doch nur Rechte bieten kann, die im Grunde gar nicht erstrebenswert sind. Solche Frauen, das wünsche ich ihnen zumindest von Herzen, »pfeifen auf die ihnen dargebotenen Anteile an patriarchaler Macht, auf das Recht, sexuelle Freiheit und Promiskuität zu genießen, Pornographie zu lesen und zu sehen, Geld zu scheffeln, sich Computer-Wissen anzueignen, auf dem Bau Steine zu schleppen oder aber die Umwelt zu vergiften [...] Dies heißt nun aber nicht, daß sie etwa apolitisch und weltfremd werden, wie frau es ihnen gerne nachsagt. Nein, sie versagen sich einfach einem Politikverständnis, das sich viel zu eng erweist; einem Rechtsbegriff, der nur sehr wenigen Interessen gerecht wird, einem Freiheitsverständnis, das sich als parasitär, umwelt- und weiblichkeitsfeindlich herausstellt [...]«[160] Alternative Ziele bietet die offene Prävention in Fülle an. Eine Politik, die sich für eine intakte natürliche Umgebung einsetzt, nicht nur, weil sie Schäden und Immissionen befürchtet, sondern weil sie sich bewußt ist, daß das offene System Mensch nur gesund sein kann im offenen Austausch mit einer intakten Umwelt. Eine Pädagogik, die sich zum Ziel setzt, das Geschenk eines gesunden kleinen Menschen mit Sorgfalt zu übernehmen und Menschen heranwachsen zu lassen, deren natürliche Bedürfnisse sie zu konstruktiven Gliedern in der Kette der natürlichen Wesen macht. Und schließlich die Förderung der Frauen auf allen gesellschaftlichen Ebenen, nicht in der Absicht, sie zu »Mittätern des Patriarchats« heranzuziehen, sondern als Vorbilder eines neuen, auf den Ideen der offenen Prävention fußenden Denkens und Fühlens.

Haben Männer in diesem Konzept keinen Platz? Fast scheint auch für die offene Prävention die ebenso prägnante wie provozierende Aussage von Margarete Mitscherlich zu gelten: »Die Zukunft ist weiblich – oder es gibt sie nicht mehr.«[161] Indessen liegt vielleicht ein Schlüssel dafür, diese Ausgrenzung zu vermeiden, in dem so faszinierenden Begriff der Anima und des Animus von C. G. Jung, womit Jung die komplementärgeschlechtlichen Anteile der Psyche bezeichnet. Es ist beeindruckend, wie Jung schon zu seiner Zeit diagnostizierte, daß die »vaterrechtliche« Orientierung unserer abendländischen Kultur dazu führt, daß auch der Frau »die Auffassung naheliegt, daß das Männliche an sich wertvoller sei als das Weibliche«.[162] Nach Jung ist dies auch der Grund, warum die weiblichen Anteile des Mannes so tief im Unbewußten versenkt sind, daß sie höchstens in Form von Projektionen eine unheilvolle Rolle spielen. Die Männer müßten daher sowohl auf gesellschaftlicher Ebene als auch individuell den weiblichen Anteil in sich entwickeln und ihm zu seinem gleichwertigen Recht verhelfen.

Die Idee, daß die offene Prävention dabei behilflich sein könnte, ist bestechend und zeigt, daß sie mehr als eine Gesundheitsstrategie im üblichen Sinne ist: nämlich ein machtvolles Instrument, um auf stille und auf einer individuellen Entwicklung beruhende Weise die vernachlässigten Anteile unserer Kultur zu fördern. Eine Gesellschaft, in der Yin und Yang im Sinne der chinesischen Weisheit ein komplementäres Ganzes bilden, wäre damit ein Stück näher gerückt.

Anmerkungen

1   Monod, J.: Zufall und Notwendigkeit. Lizenzausgabe. Ex Libris,
    Zürich 1971

2   Schaefer, H.: Zur Geschichte der präventiven Medizin in
    Deutschland, in Schmahl, F.W.: Probleme und Perspektiven der
    Präventiv- und Sozialmedizin. Schattauer. Stuttgart 1990

3   Schaefer, H.: Lebenserwartung und Lebensführung. Medizin.
    mensch. Gesellschaft (1): 27–32 (1976)

4   Targets for health for all. Targets in support of the European re-
    gional strategy for health for all. Denmark 1985

5   Schär, M.: Leitfaden der Sozial- und Präventivmedizin. Verlag
    Hans Huber. Bern 1984
    Gene, B.: Therapieziel Gesundheit. Springer Verlag. Berlin 1990

6   Thews G. et al.: Physiologie des Menschen. Springer Verlag. Ber-
    lin 1987, S. 837

7   Thews G. et al.: Physiologie des Menschen. Springer Verlag. Ber-
    lin 1987, S. 838

8   Szilard, L.: On the nature of the aging process. Proc. Nat. Acad.
    Sc. USA 45: 30–45 (1959)

9   Orgel, L.E.: The maintenance of the accuracy of protein synthesis
    and its relevance to aging. Proc. Nat. Acad. Sc. USA 49: 517–521
    (1963)

10 Orgel, L.E.: The maintenance of the accuracy of protein synthesis
    and its relevance to aging. A correction. Proc. Nat. Acad. Sc. USA
    67: 1476 (1970)

11 Riede U.N. et al.: Allgemeine und Spezielle Pathologie. Thieme
    Verlag. Stuttgart 1989, S. 137

12 Dr. Sonderegger: Vorposten der Gesundheitspflege im Kampf
    ums Dasein der Einzelnen und ganzer Völker. Verlag Hermann
    Peters. Berlin 1873

13   Scheuermann, Erich. Der Papalagi. Die Reden des Südsee-
     häuptlings Tuiavii aus Tiarea. Tanner & Staehelin, Zürich
     1977/1994

14   Tissot, S.A.: Von der Gesundheit der Gelehrten. Orell Füssli Ver-
     lag. 1770

15   Schaefer, H.: Zur Geschichte der präventiven Medizin in
     Deutschland, in Schmahl, F.W.: Probleme und Perspektiven der
     Präventiv- und Sozialmedizin. Schattauer. Stuttgart 1990

16   Raab, W.: Das Faulenzerherz. Wien, klin. Wschr. 70: 709–711
     (1958)

17   Kraus, H./Raab, W.: Krankheiten durch Bewegungsmangel.
     Barth. München 1964

18   Jokl, E.: Sudden death of athletes. C.C. Thomas. Springfield Ill. 1985

19   Astrand, P.: From exercise physiology to preventive medicine.
     Ann. Clin. Res. 1988; 20(1–2): 10–7

20   Enstrom, J.: Health practices and cancer mortality among active
     Californian Mormons. J. Natl. Cancer Inst. 1989 Dec 6; 81(23):
     1807–14

21   Siegenthaler, W. et al.: Lehrbuch der inneren Medizin. Georg
     Thieme Verlag. Stuttgart, New York 1987

22   Berlin, J./Colditz, G.: A meta-analysis of physical activity in the
     prevention of coronary heart disease. Am. J. Epidemiol. 1990 Oct;
     132(4): 612–28

23   Paffenberger, R./Jung, D./Leung, R. et al. Physical activity and
     hypertension: an epidemiological view. Ann. Med. 1991 Aug;
     23(3): 319–27

24   Blair, S.N./Goodyear, N.N./Gibbons, L.W./Cooper, K.H.: Physi-
     cal fitness and incidence of hypertension in healthy normotensive
     men and women. J. Am. Med. Ass. 252: 487–490 (1984)

25   Harris, S. Sally et al.: Physical Activity of Healthy Adults: Coun-
     seling as a Primary Preventive Intervention in Clinical Settings, in
     Goldbloom, R./Lawrence, R.: Preventing Disease beyond the
     Rhetoric. Springer Verlag. New York 1990

186

26 Tremblay, A./Despres, J./Maheux, J. et al.: Normalization of the metabolic profile in obese women by exercise and low fat diet. Med. Sci. Sports Exerc. 1991 Dec; 23(12): 1326–31

27 Bühlmann, A./Froesch, E.: Pathophysiologie. 5. Auflage. Springer-Verlag. Berlin/Heidelberg 1989, S. 325

28 Schweizerische Rundschau Med. Praxis (DG) 1992(75)
Astrand, P.: From exercise physiology to preventive medicine. Ann. Clin. Res. 1988; 20(1–2): 10–7

29 Albanes, D./Blair, A./Taylor, P.: Physical activity and the risk of cancer in the NHANES I population. Am. J. Public Health 1989 Jun; 79(6): 744–50

30 Gutin, B./Kasper, M.: Can vigorous exercise play a role in osteoporosis prevention? A review. Osteoporosis. Int. 1992 Mar; 2(2): 55–69

31 Harber, V./Webber, C./Sutton, J. et al.: The effect of amenorrhea on calcaneal bone density and total bone turnover in runners. Int. J. Sports Med. 1991 Oct; 12(5): 505–8

32 Peters, B./Sothmann, M./Wehrenberg, W.: Blood leukocyte and spleen lymphocyte immune responses in chronically physically active and sedentary hamsters. Life Sci. 1989; 45(23): 2239–45

33 Shephard, R./Verde, T./Thomas, S.: Physical activity and the immune system. Can. J. Sport Sci. 1991 Sep; 16(3): 169–85

34 Severson, R./Nomura, A./Grove, J. et al.: A prospective analysis of physical activity and cancer. Am. J. Epidemiol. 1989 Sep; 130(3): 522–9

35 Lee, I./Paffenbarger, R./Hsieh, C.: Physical activity and risk of prostatic cancer among college alumni. Am. J. Epidemiol. 1992 Jan 15; 135(2): 169–79

36 Lee, I./Paffenbarger, R./Hsieh, C.: Physical activity and risk of developing colorectal cancer among college alumni. J. Natl. Cancer Inst. 1991 Sep 18; 83(18): 1324

37 Shepard, R.: Physical activity and cancer. Int. J. Sports-Med. 1990 Dec; 11(6): 413–20

38   Chaouloff, F.: Physical exercise and brain monoamines: a review.
      Acta. Physiol. Scand. 1989 Sep; 137(1): 1–13

39   Ragling, J.: Exercise and mental health. Beneficial and detrimental
      effects. Sports-Med. 1990 Jun; 9(6): 323–9

40   Camacho, T./Roberts, R./Lazarus, N. et al.: Physical activity and
      depression: evidence from the Alameda County Study. Am. J.
      Epidemiol. 1991 Jul 15; 134(2): 220–31

41   Heer, H./Brauchbar, M.: Nicht länger, sondern besser leben ist
      das Ziel. Die Weltwoche Nr. 36 (5.9.1991)

42   O'Brien, S./Vertinsky, P.: Unfit survivors: exercise as a resource
      for aging women. Gerontologist 1991 Jun; 31(3): 347–57

43   Gorman, K./Posner, J.: Benefits of exercise in old age. Clin. Geri-
      atr. Med. 1988 Feb; 4(1): 181–92

44   Moore, S.: Walking for health: a nurse managed activity. J. Geron-
      tol. Nurs. 1989 Jul; 15(7): 26–8

45   Cerutti, H.: Neuronensterben? Wie das Hirn mit Alter und Alko-
      hol fertig wird. In NZZ-Folio, Neue Zürcher Zeitung. März 1994.
      Auf diesen Artikel stütze ich mich im folgenden verschiedentlich.

46   Kunz, O.: Demenz, Alter und Gedächtnis. Haag und Herchen.
      Frankfurt am Main 1990, S. 74

47   Höpflinger, F./Stuckelberger, A.: Alter und Altersforschung in
      der Schweiz. Seismo Verlag. Zürich 1992

48   Baltes, M.M./Baltes, P.B. (eds.): The psychology of control and
      aging. Lawrence Erlbaum, Hillsdale 1986

49   Lindenberger, U.: Gedächtnistraining im Alter – Ergebnisse und
      Perspektiven. In: Gedächtnistraining, für ein Altern mit lebens-
      werter Zukunft. Gottlieb Duttweiler Institut. Rüschlikon 1990

50   Meier-Ruge, W.: Alt werden – Alt sein. In: Gedächtnistraining,
      für ein Altern mit lebenswerter Zukunft. Gottlieb Duttweiler In-
      stitut. Rüschlikon 1990

51 ders. a.a.O.

52 Gaststätte 3/1989

53 Bircher-Benner, M.: Mein Testament. Verlag Hans Huber. Bern 1963

54 Bircher, R.: Bircher-Benner – Leben und Lebenswerk. Bircher-Benner-Verlag. Bad Homburg 1989

55 Buhmann, C.: Beiß nicht gleich in jeden Apfel. AT Verlag. Aarau 1993

56 Ernährung und Gesundheit. Forum Davos 1988

57 Von Cube, F./Alshuth, D.: Fordern statt Verwöhnen. Verlag R. Piper. München 1989

58 Selye, H.: Streß. Rowohlt Taschenbuch Verlag. Hamburg 1977

59 Naturwissenschaft im Unterricht. Themenheft 8. Streß – Würze des Lebens? Aulis Verlag Deubner. Köln 1982

60 Ich werde mich dabei bewußt an die Grenzen des psychoanalytischen Wissens halten, die auch dem Allgemeinmediziner in seiner Ausbildung vermittelt werden, und orientiere mich eng an den beiden Autoren J. Willi (J.Willi/E. Heim: Psychosoziale Medizin. Springer Verlag. Berlin, Heidelberg 1986) und H.-K. Knoepfel (H.-K. Knoepfel: Einführung in die analytische Psychotherapie. Patientenbezogene Medizin Heft 7. Gustav Fischer Verlag. Stuttgart 1984). Deren Fähigkeit, relevante Inhalte der Psychiatrie in einer für Allgemeinmediziner zugänglichen Sprache zu formulieren, gibt mir die Sicherheit, den Begriff der Ich-Stärke für die folgenden Überlegungen einzuführen. Ich beschränke mich dabei auf die einfachsten Grundsätze, die für sein Verständnis unabdingbar sind.

61 Knoepfel, H.-K.: Beurteilung der Psycholabilen oder Ich-Schwachen in der Rekrutenschule.

62 Ferguson, M.: Die sanfte Verschwörung. Sphinx Verlag. Basel 1982

63 Weidmann, P./Ferrari, P.: Die antihypertensive Therapie der 90er Jahre. Schweiz. Rundschau Med. (Praxis) 81, Nr. 7 (1992)

64 Siegenthaler, W. et al.: Lehrbuch der inneren Medizin. 2. Auflage. Georg Thieme Verlag. Stuttgart 1987

65 Elmadfu, I./Leitzmann, C.: Ernährung des Menschen. Verlag Eugen Ulmer. Stuttgart 1990

66 Von Cube, F./Alshuth, D.: Fordern statt Verwöhnen. Verlag R. Piper. München 1989, S. 11

67 Lee, I./Paffenbarger, R./Hsieh, C.: Physical activity and risk of prostatic cancer among college alumni. Am. J. Epidemiol. 1992 Jan 15; 135(2): 169–79

68 Chaouloff, F.: Physical exercise and brain monoamines: a review. Acta. Physiol. Scand. 1989 Sep; 137(1): 1–13

69 Chaouloff, F.: Physical exercise and brain monoamines: a review. Acta. Physiol. Scand. 1989 Sep; 137(1): 1–13

70 Briggs, J./Peat, F.D.: Die Entdeckung des Chaos. Carl Hanser Verlag. München 1990, S. 96f

71 Haken, H.: Erfolgsgeheimnisse der Natur. 4. Auflage. Deutsche Verlags-Anstalt. Stuttgart 1986

72 Prigogine, I.: Vom Sein zum Werden. Verlag Piper. München 1988

73 ders. a.a.O.

74 Monod, J.: Zufall oder Notwendigkeit. Lizenzausgabe. Ex Libris. Zürich 1971

75 ders. a.a.O., S. 29

76 Jantsch, E.: Die Selbstorganisation des Universums. Deutscher Taschenbuch Verlag. München 1982

77 Nicolis, G.: Physics of far-from-equilibrium systems and self-organisation, in: The New Physics, edited by Paul Davies. Cambridge University Press. Cambridge 1989, S. 316

78 ders. a.a.O., S. 317

79 Prigogine, I./Stengers, I.: Dialog mit der Natur. Piper Verlag.
    München 1981, S. 144

80 ders. a.a.O., S. 147

81 Atkins, P.W.: Wärme und Bewegung. Spektrum der Wissen-
    schaft. Heidelberg, S. 163

82 Prigogine, I.: Vom Sein zum Werden. Verlag Piper. München
    1988, S. 102

83 Nicolis, G.: Physics of far-from-equilibrium systems and self-or-
    ganisation, in: The New Physics, edited by Paul Davies, Cambrid-
    ge University Press. Cambridge 1989, S. 317

84 Velarde, M. et al.: Konvektion, in: Chaos und Fraktale. Spektrum
    der Wissenschaft. Heidelberg

85 Nicolis, G.: Physics of far-from-equilibrium systems and self-or-
    ganisation, in: The New Physics, edited by Paul Davies, Cambrid-
    ge University Press. Cambridge 1989, S. 319

86 Prigogine, I.: Vom Sein zum Werden. Verlag Piper. München
    1988, S. 104

87 Nicolis, G.: Physics of far-from-equilibrium systems and self-or-
    ganisation, in: The New Physics, edited by Paul Davies, Cambrid-
    ge University Press. Cambridge 1989, S. 319

88 ders. a.a.O., S. 46

89 Jantsch, E.: Die Selbstorganisation des Universums. Deutscher
    Taschenbuch Verlag. München 1982, S. 61

90 Epstein I. et al.: Oszillierende chemische Reaktionen, in: Chaos
    und Fraktale. Spektrum der Wissenschaft. Heidelberg, S. 72

91 Prigogine, I./Stengers, I.: Dialog mit der Natur. Piper Verlag.
    München 1981, S. 153

92 Nicolis, G.: Physics of far-from-equilibrium systems and self-organisation, in: The New Physics, edited by Paul Davies, Cambridge University Press. Cambridge 1989, S. 319, S. 325

93 ders. a.a.O., S. 321

94 ders. a.a.O., S. 323

95 Prigogine, I./Stengers, I.: Dialog mit der Natur. Piper Verlag. München 1981. S. 153

96 Nicolis, G.: Physics of far-from-equilibrium systems and self-organisation, in: The New Physics, edited by Paul Davies, Cambridge University Press. Cambridge 1989, S. 328

97 ders. a.a.O., S. 328

98 Haken, H.: Synergetik. Springer Verlag. Berlin 1990, S. 5

99 Eigentlich sind es Ionen, d.h. Atome, denen ein oder mehrere Elektronen fehlen

100 Eichler, J. et al.: Laser. Springer Verlag. Berlin 1991, S. 26

101 ders. a.a.O., S. 224

102 Jantsch, E.: Die Selbstorganisation des Universums. Deutscher Taschenbuch Verlag. München 1982, S. 93

103 Prigogine, I.: Vom Sein zum Werden. Verlag Piper. München 1988, S. 135

104 Nicolis, G.: Physics of far-from-equilibrium systems and self-organisation, in: The New Physics, edited by Paul Davies, Cambridge University Press. Cambridge 1989, S. 326

105 Stryer, L.: Biochemie. Verlag F. Vieweg. Braunschweig 1987, S. 521

106 Prigogine, I.: Vom Sein zum Werden. Verlag Piper. München 1988, S. 135

107 Stryer, L.: Biochemie. Verlag F. Vieweg. Braunschweig 1987, S. 661

108 Haken, H.: Erfolgsgeheimnisse der Natur. Deutsche Verlags An-
     stalt. Stuttgart 1986, S. 99

109 Jantsch, E.: Die Selbstorganisation des Universums. Deutscher
     Taschenbuch Verlag. München 1982, S. 99

110 Prigogine, I.: Vom Sein zum Werden. Verlag Piper. München
     1988, S. 135

111 Hersch, J.: Das philosophische Staunen. Piper Verlag. München
     1981

112 Prigogine I.. Vom Sein zum Werden. Verlag Piper. München
     1988, S. 14

113 Bircher-Benner, M.: Mein Testament. Verlag Hans Huber. Bern
     1963

114 Bircher, R.: Bircher-Benner – Leben und Lebenswerk. Bircher-
     Benner-Verlag. Bad Homburg 1989, S. 53

115 Schrödinger, E.: Was ist Leben? Die lebende Zelle mit den Augen
     des Physikers betrachtet. Verlag A. Francke. Bern 1951

116 MacFadyen, R.: Weg mit der Brille. Ausgabe im Wilhelm Gold-
     mann Verlag. München 1980

117 Holsboer-Trachsler, E.: Depressionsbehandlung. Der informierte
     Arzt (1991) 7:613–620

118 Leydecker, W./Grehn, F.: Augenheilkunde. 25. Ausgabe. Sprin-
     ger Verlag. Heidelberg 1993

119 Eichler, J. et al.: Laser. Springer Verlag. Berlin 1991, S. 51

120 Techno-Food. NZZ-Folio. Neue Zürcher Zeitung Februar 1993

121 a.a.O., S. 15

122 Selye, H.: Streß. Rowohlt Taschenbuch Verlag. Hamburg 1977, S. 31

123 Ringel, E./Kirchmayr, A.: Religionsverlust durch religiöse Erzie-
     hung. Herder. Wien 1986

193

124 Die tödlichen Folgen der Zigarette. Neue Zürcher Zeitung
3.6.1992

125 Lorenz, K.: Das sogenannte Böse. Deutscher Taschenbuch Verlag.
München 1974

126 Maere, A./Bjorndal, A./Holmen, J. et al.: Physical activity habits
among adults in Nord-Trondelag. Tidsskr. Nor. Laegeforen 1991
Dec 10; 111(30): 3695–9

127 Abelin, Th. et al.: Gesundheitserziehung durch den Lehrer: Neue
Entwicklungen im Kanton Bern. Sozial- und Präventivmedizin 22
(1977) Nr. 6, 316–320

128 Rothenfluh, E.: Gesundheitserziehung in den Schulen. Verlag
Sauerländer. Aarau 1989, S. 13

129 Fischer, H.: Allgemeine Didaktik des Mittelschulunterrichtes.
Verlag beider Hochschulen. Zürich 1987

130 Verordnung über die Anerkennung von Maturitätsausweisen.
Stand 1990

131 Wagenschein, M.: Verstehen lernen. Beltz Verlag. Basel 1991

132 Zeyer, A.: Kindergärtnerinnen und Gesundheitserziehung im
Kindergarten. Med. Dissertation. Zürich 1994

133 Gallin, P./Ruf, U.: Sprache und Mathematik in der Schule. Verlag
Lehrerinnen und Lehrer Schweiz. Zürich 1990

134 Baake, D.: Die 13- bis 18jährigen. Beltz Verlag. Weinheim und Basel 1985

135 Andersen, H.Ch.: Märchen. Verlag Carl Ueberreuter. Heidelberg
1958

136 Kohut, H.: Die Heilung des Selbst. Suhrkamp Verlag. Frankfurt
a.M. 1979, S. 295

136 Kohut, H.: Die Heilung des Selbst. Suhrkamp Verlag. Frankfurt
a.M. 1979, S. 129

138 Jung, C.G.: Der Mensch und seine Symbole. Walter Verlag. Düs-
seldorf 12/1991, S. 309

139 Kohut, H.: Die Heilung des Selbst. Suhrkamp Verlag. Frankfurt a.M. 1979, S. 129

140 Jacobsen, J.P.: Novellen und Gedichte. Manesse Verlag, Conzett und Huber. Zürich 1955

141 Feldenkrais, M.: Die Entdeckung des Selbstverständlichen. Suhrkamp Taschenbuch Verlag. Frankfurt a.M. 1987, S. 25

142 a.a.O., S. 30

143 Fuchs, M.: Funktionelle Entspannung. Hippokrates Verlag. Stuttgart 5/1994, S. 34

144 a.a.O., S. 41

145 a.a.O., S. 64 bzw. 70

146 Feldenkrais, M.: Die Entdeckung des Selbstverständlichen. Suhrkamp Taschenbuch Verlag. Frankfurt a.M. 1987, S. 30

147 Stammel, H.J.: Die Apotheke Manitous. Rowohlt Verlag. Reinbek bei Hamburg 1986, S. 14

148 Drewermann, E.: Der tödliche Fortschritt. Verlag Herder. Freiburg i.Br. 1991, S. 140

149 Boyd, D.: Rolling Thunder. Droemer Knaur. München 1981, S. 270

150 Zink, J.: Wie wir beten können. Kreuz Verlag. Stuttgart 1970

151 Weizenbaum, J.: Die Macht der Computer und die Ohnmacht der Vernunft. Suhrkamp Verlag. Frankfurt a.M. 1977

152 Interview mit Prof. Viktor E. Frankl. Die Weltwoche. Nr. 12, 22.3.1978

153 Gräff, Ch.: Konzentrative Bewegungstherapie in der Praxis. Hippokrates Verlag. Stuttgart 2/1989, S. 123

154 Mulack, Ch.: Natürlich weiblich. Kreuz Verlag. Stuttgart 1990, S. 206

155 a.a.O., S. 208

156 Gräff, Ch.: Konzentrative Bewegungstherapie in der Praxis. Hippokrates Verlag. Stuttgart 2/1989, S. 123

157 Geissler, S.A.: Freundin oder Feindin. Hestia Verlag. Rastatt 1992

158 Mulack, Ch.: Natürlich weiblich. Kreuz Verlag. Stuttgart 1990, S. 46f

159 O'Brian, S./Vertinsky, P.: Unfit survivors: exercise as a resource for aging women. Gerontologist 1991 Jun; 31(3): 347–57
Indiculla, A./Goldberg, G.: Physical fitness for the mature women. Med. Clin. North Am. 1987 Jan; 71(1): 135–48

156 Mulack, Ch.: Natürlich weiblich. Kreuz Verlag. Stuttgart 1990, S. 51

161 Mitscherlich, M.: Die Zukunft ist weiblich. München 1991

162 Jacobi, J.: Die Psychologie von C.G. Jung. Fischer Verlag. Frankfurt a.M. 1986, S. 116

Stichwortverzeichnis

Personenregister

Quellennachweis

Aus folgenden Werken wurde mit freundlicher Genehmigung der genannten Verlage und Zeitschriftenredaktionen zitiert, bzw. als Abbildungen verwendet:

Anders-von Ahlften: Laser – Das andere Licht. © Georg Thieme Verlag, Stuttgart 1989

Bircher, R: Bircher-Benner – Leben und Lebenswerk. © Bircher-Benner Verlag, Bad Homburg 1989

Bircher-Benner, M.: Mein Testament. © Verlag Hans Huber, Bern 1963

Brecht, B.: Was ein Kind gesagt bekommt. In: Gesammelte Werke, Band 9: Gedichte 2. © Suhrkamp Verlag, Frankfurt am Main 1967

Cerutti, H: Neuronensterben? Wie das Hirn im Alter und Alkohol fertig wird. In: NZZ-Folio. © Neue Zürcher Zeitung, Zürich März 1994

Feldenkrais, M.: Die Entdeckung des Selbstverständlichen. © Suhrkamp Verlag, Frankfurt am Main 1987

Ferguson, M.: Die sanfte Verschwörung. © Sphinx Verlag, Basel 1982

Fuchs, M.: Funktionelle Entspannung. © Hippokrates Verlag, Stuttgart 5/1994

© Gaststätte 3/1989 (Zeitschrift des Schweizer Cafetier Verbands)

Gräff, Ch.: Konzentrative Bewegungstherapie in der Praxis. © Hippokrates Verlag, Stuttgart 2/1989

Heer, H. und M. Brauchbar: Nicht länger leben, sondern besser leben ist das Ziel. In: Die Weltwoche 36 (5.9.1991). © Die Weltwoche, Zürich 1991

Heer, H. und M. Brauchbar: Zu mehr als hundertzwanzig Lebensjahren reicht es kaum. In: Die Weltwoche (29.8.1991). © Die Weltwoche, Zürich 1991

Jacobsen, J.P.: Morgends. In: Novellen und Gedichte. © Manesse Verlag, Conzett und Huber, Zürich 1955

© McLuhan, T.C.: Touch the Earth. Dutton Signet, 1971. Zitiert nach: E. Drewermann. Der tödliche Fortschritt. Herder, Freiburg im Breisgau 1991

Schaefer, H.: Zur Geschichte der präventiven Medizin in Deutschland. In: F.W. Schmahl: Probleme und Perspektiven der Präventiv- und Sozialmedizin. Schattauer, Stuttgart 1990

Scheuermann, Erich: Der Papalagi. Die Reden des Südseehäuptlings Tuiavii aus Tiavea. © Tanner & Staehelin Verlag, Zürich 1977/1994

Weizenbaum. J.: Ich konnte bestürzt feststellen… In: Die Macht der Computer und die Ohnmacht der Vernunft. © Suhrkamp Verlag, Frankfurt am Main 1977

Abbildungsverzeichnis

Abb. 1. Konvektion.
Aus: Brun, Ernst: Ordnungshierarchien, Physik-Institut der Universität Zürich

Abb. 2. Offenes chemisches System.
Aus: Nicolis, Gregoire: Physics of far-from-equilibrium systems and self-organisation, in: The New Physics, edited by Paul Davies, Cambridge University Press, Cambridge 1989, Fig. 11.5, S. 321

Abb. 3. Belusow-Zhabotinsky-Reaktion.
Aus: Haken, Hermann: Synergetik. Springer Verlag. Berlin 1990, Abb. 1.20, S. 10

Abb. 4. Schematischer Aufbau eines Lasers.
Aus: Anders-von Ahlften, Angelika: Laser – das andere Licht. Georg Thieme Verlag. Stuttgart 1989, Abb. 6

Abb. 5. Die wichtigsten Prozesse bei der Anregung von Atomen.
Aus: Anders-von Ahlften, Angelika: Laser – das andere Licht. Georg Thieme Verlag. Stuttgart 1989, Abb. 8

Abb. 6. Lawinenartige Lichtverstärkung bei der Selbstorganisation des Lasers.
Aus: Anders-von Ahlften, Angelika: Laser – das andere Licht. Georg Thieme Verlag. Stuttgart 1989, Abb. 9

Abb. 7. Lebenszyklus der Amöbe *Dictyostelium discoideum* (Schleimpilz).
Aus: Nicolis, Gregoire: Physics of far-from-equilibrium systems and self-organisation, in: The New Physics, edited by Paul Davies, Cambridge University Press, Cambridge 1989, Fig. 11.11, S. 326

Die Gedanken, Methoden und Anregungen in diesem Buch stellen die Meinung bzw. Erfahrung des Verfassers dar. Sie wurden vom Autor nach bestem Wissen erstellt und mit größtmöglicher Sorgfalt überprüft. Sie bieten keinesfalls Ersatz für kompetenten medizinischen Rat. Jede Leserin, jeder Leser sollte für das eigene Tun und Lassen auch weiterhin selbst verantwortlich sein.

Daher erfolgen Angaben in diesem Buch ohne jegliche Gewährleistung oder Garantie des Verlags oder des Autors. Eine Haftung des Verlags oder des Autors für etwaige Personen-, Sach- oder Vermögensschäden ist ausgeschlossen, es sei denn im Falle grober Fahrlässigkeit.

Die Deutsche Bibliothek – CIP-Einheitsaufnahme

Zeyer, Albert:
Das Geheimnis der Hundertjährigen : die moderne Physik
entdeckt für die Medizin das Lebenselixier des Menschen /
Albert Zeyer. – 1. Aufl. – Zürich : Kreuz-Verl., 1995
ISBN 3-268-00171-8

1 2 3 4 5   99 98 97 96 95

© Kreuz Verlag AG Zürich 1995
P.O.B. 245 CH-8034 Zürich
Umschlaggestaltung: Jürgen Reichert, Stuttgart
Umschlagbild: Lucas Cranach d.Ä., Der Jungbrunnen.
Gemäldegalerie SMPK, Berlin © bpk, Berlin 1994
Gesamtherstellung: Wiener Verlag, A-2325 Himberg
ISBN 3 268 00171 8

Lebenskunst beginnt mit Klugheit und Genuß.

Daß Lebenskunst und Gesundheit zwei Seiten einer Medaille sind, zeigt dieses Buch auf einleuchtende Weise. Heiko Ernst führt uns anhand neuester Forschungsergebnisse in eine Kunst des Gesundseins ein, die man lernen kann. Und die auch Spaß macht, weil sie ein Kontrastprogramm zur Anstrengungskultur unserer Zeit ist.

> Heiko Ernst
> **Gesund ist, was Spaß macht.**
> *160 Seiten, Hardcover mit vierfarbigem Schutzumschlag*

Können Sie, wie sie wollen?

Drei evolutionsgeschichtlich verschieden alte Gehirne in unserem Kopf sind für unsere menschlichen Grundwidersprüche verantwortlich. Ein atemberaubender Anschlag auf die herkömmliche Psychologie.

> Piet Vroon
> **Drei Hirne im Kopf**
> Warum wir nicht können,
> wie wir wollen.
> *420 Seiten, mit SW-Abbildungen,*
> *Hartcover mit Schutzumschlag*

KREUZ: Was Menschen bewegt

Drei Wege zum gesunden Schlaf:

Jeder dritte leidet heute unter gelegentlichen bis regelmäßigen Schlafstörungen: Mit unangenehmen Folgen für Leistungsvermögen, Partnerschaft oder Selbstvertrauen. Die MCs dieses Programms helfen mit Übungen, Imaginationen und sanfter Musik, die Entspannungsfähigkeit mit natürlichen Mitteln zu fördern. Durch regelmäßiges Training kann man den eigenen Schlaf positiv beeinflussen, statt sich von Medikamenten abhängig zu machen.

3 Musik-Cassetten in Box,
Gesamtspieldauer ca. 145 Minuten

Was macht der Wohlstand aus unseren Kindern?

Von der Schule ins Ballett, in die Flötenstunde, zur Tagesmutter: Einen randvollen Terminkalender haben unsere Wohlstandskinder – und Eltern, die keine Zeit mehr für sie haben. Die Folge: Antriebslosigkeit, Gleichgültigkeit, Drogenprobleme – Wohlstandsverwahrlosung. Was können wir dagegen tun?

Ulrike Zöllner
Die Kinder vom Zürichberg
Was macht der Wohlstand
aus unseren Kindern?
180 Seiten, Paperback

KREUZ: Was Menschen bewegt.